Weiterbildung Intensivmedizin und Notfallmedizin

U. Janssens

M. Joannidis

K. Mayer

Weiterbildung Intensivmedizin und Notfallmedizin

CME-Beiträge aus: Medizinische Klinik –
Intensivmedizin und Notfallmedizin

2015

Mit 24 größtenteils farbigen Abbildungen und 17 Tabellen

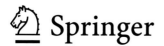 Springer

Prof. Dr. U. Janssens
St. Antonius-Hospital
Klinik für Innere Medizin
Eschweiler, Deutschland

Prof. Dr. K. Mayer
Universitätsklinikum Gießen
Medizinische Klinik & Poliklinik II
Gießen, Deutschland

Prof. Dr. M. Joannidis
Universitätsklinikum Innsbruck
Klinik für Innere Medizin I
Innsbruck, Österreich

ISBN 978-3-662-49523-0   ISBN 978-3-662-49524-7 (eBook)
DOI 10.1007/978-3-662-49524-7

Auszug aus: Medizinische Klinik – Intensivmedizin und Notfallmedizin, Springer-Verlag 2015

Die Deutsche Nationalbibliothek verzeichnet diese Publikation in der Deutschen Nationalbibliografie;
detaillierte bibliografische Daten sind im Internet über http://dnb.d-nb.de abrufbar.

Springer

Umschlaggestaltung: deblik Berlin

Gedruckt auf säurefreiem und chlorfrei gebleichtem Papier

Springer ist Teil von Springer Nature
Die eingetragene Gesellschaft ist Springer-Verlag GmbH Berlin Heidelberg

Inhaltsverzeichnis

Korrespondierende Autoren

Prof. Dr. C. F. Dietrich
Zentrum für Innere Medizin
Caritas-Krankenhaus Bad Mergentheim
Uhlandstr. 7
97980 Bad Mergentheim

Dr. A. Hüfner
Zentrale Notaufnahme
Caritas-Krankenhaus St. Josef
Landshuterstr. 65
93053 Regensburg

Dr. B. A. Leidel
Interdisziplinäre Rettungsstelle
Campus Benjamin Franklin
Charité-Universitätsmedizin Berlin
Hindenburgdamm 30
12200 Berlin

Prof. Dr. S. Meyer
Klinik für Allgemeine Pädiatrie und Neonatologie
Universitätsklinikum des Saarlandes
Kirrberger Straße
66421 Homburg

C. Mosch
Institut für Forschung in der Operativen Medizin (IFOM)
Universität Witten/Herdecke
Ostmerheimerstr. 200
51109 Köln

Dr. S. Reith
Medizinische Klinik I
RWTH Aachen
Pauwelsstr. 30
52074 Aachen

Med Klin Intensivmed Notfmed 2015 ·
10:81–95
DOI 10.1007/s00063-014-0460-2
Eingegangen: 14. Oktober 2014
Überarbeitet: 12. Dezember 2014
Angenommen: 16. Dezember 2014
Online publiziert: 15. Februar 2015
© Springer-Verlag Berlin Heidelberg 2015

Redaktion
J. Janssens, Eschweiler
M. Joannidis, Innsbruck
K. Mayer, Gießen

S. Reith · M. Burgmaier
Medizinische Klinik I, Uniklinik RWTH Aachen

Reanimation

Zusammenfassung

Die kardiopulmonale Reanimation nach einem Herz-Kreislauf-Stillstand hat als primäres Ziel die Wiederherstellung eines Spontankreislaufs („return of spontaneous circulation", ROSC). Für das Outcome und die neurologische Prognose der reanimierten Patienten nach ROSC ist die adäquate Therapie in der nachfolgenden Postreanimationsphase entscheidend. In den Leitlinien des European Resuscitation Councils (ERC) aus dem Jahr 2010 sind zahlreiche Änderungen zu den sog. erweiterten Reanimationsmaßnahmen („advanced life support", ALS) aufgenommen worden. Diese beinhalten neben aktualisierten Vorgaben zur Durchführung der mechanischen, elektrischen und pharmakologischen Reanimation in der Initialphase auch die Empfehlung einer standardisierten Therapie in der nachfolgenden Postreanimationsphase. Wesentliche Aspekte der Behandlung des sog. Postreanimationssyndroms sind dabei das Temperaturmanagement mit Verwendung der therapeutischen Hypothermie, die Bedeutung der Beatmungstherapie sowie der Stellenwert der Oxygenierung und der Blutzuckerkontrolle. Die initiale kardiopulmonale Reanimation und die nachfolgende Postreanimationstherapie müssen somit als fließende ineinander übergehende Therapiemaßnahmen betrachtet werden. Nur ein standardisierter Handlungsablauf in diesen verschiedenen Phasen kann letztendlich zu einer erfolgreichen Wiederbelebung mit Überleben und guter neurologischer Prognose führen.

Schlüsselwörter

Kardiopulmonale Reanimation · Elektrische Defibrillation · Herzkatheter · Therapeutische Hypothermie · Leitlinien

Lernziele

Nach der Lektüre dieses Beitrags
- wissen Sie, wie die leitliniengerechte kardiopulmonale Reanimation durchgeführt wird;
- kennen Sie die wesentlichen Änderungen der letzten aktualisierten Reanimationsleitlinien aus dem Jahr 2010;
- kennen Sie die Bedeutung und die Inhalte der Postreanimationsphase;
- wissen Sie, wie die therapeutische Hypothermie eingeleitet wird und was dabei zu beachten ist.

Hintergrund

Die kardiopulmonale Reanimation („cardiopulmonary resuscitation", CPR) ist eine grundlegende elementare und notwendige Fertigkeit des medizinischen Fachpersonals und verlangt regelmäßiges interdisziplinäres Training und Zusammenarbeit [1].

Eine erfolgreiche CPR für einen Patienten mit Herz-Kreislauf-Stillstand ist die essenzielle Voraussetzung für das Wiedererlangen eines Spontankreislaufs („return of spontaneous circulation", ROSC) mit der möglichen Folge eines Postherzstillstandssyndroms [2]. Dieses wiederum resultiert aus den pathophysiologischen Zusammenhängen der initialen **Ganzkörperischämie** und der darauf folgenden Reperfusionsperiode. Therapeutische Interventionen in diesen unterschiedlichen Phasen beeinflussen maßgeblich die Prognose des reanimierten Patienten [2]. Der Standard der CPR in Europa orientiert sich hierbei an den Veröffentlichungen des European Resuscitation Council (ERC), die in 5-jährigen Intervallen und zuletzt im Jahr 2010 in den Leitlinien zum „advanced life support" (ALS) aktualisiert und publiziert worden sind [3].

Kardiovaskuläre Erkrankungen sind derzeit die weltweit führende Todesursache, wobei eine Vielzahl dieser Todesfälle durch den plötzlichen Herztod bedingt ist. In Europa werden jährlich etwa 350.000 Patienten aufgrund eines kardial bedingten Herz-Kreislauf-Stillstands präklinisch reanimiert und auch in einer deutschen Großstadt konnte die Inzidenz des plötzlichen Herztods kürzlich mit 81/100.000/Jahr als substanziell nachgewiesen werden [4]. Innerklinisch zeigte eine in Großbritannien durchgeführte Studie, dass die Inzidenz der CPR bei 1,6 Fällen pro 1000 Patienten lag [5]. In dieser Studie präsentierten sich 16,9% der Patienten mit **Kammerflimmern** (VF) oder ventrikulärer Tachykardie (VT), während sich bei 72,3% eine pulslose elektrische Aktivität (PEA) oder Asysto-

Die kardiopulmonale Reanimation nach Herz-Kreislauf-Stillstand ist Grundvoraussetzung zum Wiedererlangen eines Spontankreislaufs

Kardiovaskuläre Erkrankungen sind derzeit die weltweit führende Todesursache

Resuscitation

Abstract

The primary aim of cardiopulmonary resuscitation after cardiac arrest is to achieve the return of spontaneous circulation (ROSC). However, following ROSC the clinical and neurologic outcome is mainly influenced by adequate treatment in the postresuscitation period. There are several novel recommendations in the current 2010 guidelines of the European Resuscitation Council (ERC) concerning advanced life support (ALS). In addition to established standards for mechanical, electrical (defibrillation), and pharmacological resuscitation during the initial phase, the guidelines moreover deal with recommendations for standardized therapy in the postresuscitation period. Major aspects concerning the therapy of the postcardiac arrest syndrome include temperature management with therapeutic hypothermia, mechanical ventilation and the extent of oxygenation and blood glucose control. Thus, the initial cardiopulmonary resuscitation and the following postresuscitation treatment have to be considered as merging therapy concepts. Only a standardized therapeutic approach in these different phases of treatment will result in successful resuscitation with high rates of survival and good neurologic outcome.

Keywords

Cardiopulmonary resuscitation · Defibrillation · Intracardiac catheter · Therapeutic hypothermia · Guidelines

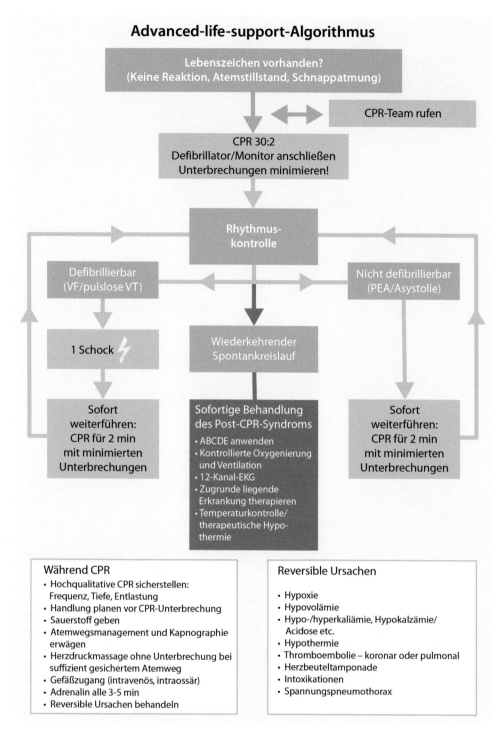

Abb. 1 ▲ Advanced-life-support-Algorithmus. *CRP* kardiopulmonale Reanimation, *VF* Kammerflimmern, *VT* ventrikulärer Tachykardie, *PEA* pulslose elektrische Aktivität, *ABCDE:* „airway, breathing, circulation, disability, exposure". (Adaptiert nach [3])

lie als initiales Rhythmusereignis dokumentieren ließ [5]. Das mittlere Überleben bis zur Entlassung betrug für alle Patienten 18,4%, wobei die VF/VT-Gruppe mit 49% ein deutlich besseres Überleben im Vergleich zu Patienten mit PEA oder Asystolie (10,5%) zeigte [5].

Diese Daten weisen nicht nur darauf hin, dass die kardiopulmonale Reanimation sowohl im Krankenhaus als auch prähospital ein häufiges Ereignis ist, sondern sie belegen auch die **schlechte Prognose** insbesondere jener Patienten, die einen Herz-Kreislauf-Stillstand mit einer Asystolie oder PEA erlitten haben.

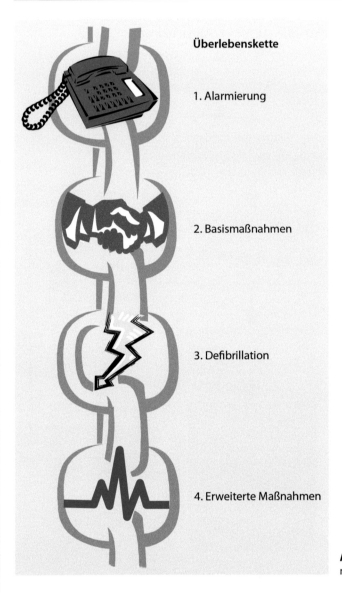

Überlebenskette

1. Alarmierung

2. Basismaßnahmen

3. Defibrillation

4. Erweiterte Maßnahmen

Abb. 2 ◄ Rettungskette. (Adaptiert nach [10])

In 25–50% aller kardiopulmonalen Reanimationen gelingt die Wiederherstellung eines ROSC

Das durch die geringe Ischämietoleranz der Neuronen bedingte Ausmaß der zerebralen Schädigung ist prognostisch entscheidend

Der Deutsche Rat für Wiederbelebung und die Bundesärztekammer haben die Leitlinien des European Resuscitation Council übernommen

In 25–50% aller kardiopulmonalen Reanimationen gelingt die Wiederherstellung eines ROSC, aber nur 2–10% aller Patienten können ohne neurologisches Defizit wieder aus dem Krankenhaus entlassen werden [6]. Prognostisch entscheidend hinsichtlich der späteren Krankenhausentlassung nach ROSC-Beginn ist insbesondere das Ausmaß der zerebralen Schädigung, bedingt durch die äußerst geringe Ischämietoleranz der Neuronen [6, 7, 8]. In den vergangenen Jahren hat sich entsprechend der klinische Fokus verstärkt auf die sog. **Postreanimationsphase** gerichtet. In dieser Phase nach einer globalen Ischämie und verbunden mit der Wiederaufnahme der Zirkulation kommt es zu einer phasenhaften und komplexen Erkrankung, dem „post cardiac arrest syndrome". Das Ziel der Postreanimationstherapie ist es, nach einer CPR sowohl möglichst rasch wieder suffiziente Kreislaufverhältnisse herzustellen sowie sowohl beginnende Schädigungen zu begrenzen als auch anhaltende Schädigungsmechanismen zu unterbrechen.

Kardiopulmonale Reanimation

Im Jahr 2010 wurden sowohl von der European Resuscitation Council (ERC) als auch von der American Heart Association (AHA) die jeweiligen aktualisierten Leitlinien zur kardiopulmonalen Reanimation mit geringfügigen Unterschieden in den Empfehlungen beider Gesellschaften publiziert. Der Deutsche Rat für Wiederbelebung (German Resuscitation Council, GCR) und die Bundesärztekammer haben dabei für die deutschen Empfehlungen die Leitlinien des ERC übernommen. Der von der ERC aktuell empfohlene Ablauf der kardiopulmonalen Reanimation ist in ◘ **Abb. 1** zusammenge-

Tab. 1 Auszug über die während der kardiopulmonalen Reanimation (*CPR*) benutzten Medikamente

Medikament	Dosierung	Indikation	Empfehlung
Adrenalin	1 mg	Jede CPR	Alle 3–5 min ab sofort (Asystolie, PEA) bzw. nach dem 3. Schock (VF/VT)
Amiodaron	300 mg, ggf. weitere 150 mg	Refraktäre VF/VT	Nach dem 3. Defibrillationsversuch
Atropin	3 mg	–	Nicht mehr routinemäßig empfohlen
Magnesiumsulfat	2 g, ggf. Wiederholung	CPR	Torsade de pointes, Digitalisintoxikation, Hypomagnesämie
Lidocain	100 mg (1–1,5 mg/kgKG)	Refraktäre VF/VT	Nur wenn Amiodaron nicht vorhanden ist
Kalzium	6,8 mmol (Kalziumchlorid, 10 ml, 10%)	PEA	Nur wenn verursacht durch Hyperkaliämie, Hypokalzämie, Überdosierung von Kalziumkanalblockern
Natriumbikarbonat	50 mmol (50 ml, 8,4%)	CPR	Nur wenn mit Hyperkaliämie oder Überdosierung von trizyklischen Antidepressiva assoziiert
Fibrinolyse	Je nach Medikament und jeweiliger Dosisempfehlung	CPR	Nur bei Verdacht auf (oder diagnostizierter) Lungenembolie, nach Gabe für weitere 60–90 min CPR

VF Kammerflimmern, *VT* ventrikulärer Tachykardie, *PEA* pulslose elektrische Aktivität.

fasst. Die vorliegende Arbeit geht insbesondere auf die wesentlichen Änderungen der ERC-Leitlinien aus dem Jahr 2010 im Vergleich zu den abgelösten Leitlinien aus dem Jahr 2005 sowie auf zentrale Aspekte ein, die in den aktuellen Empfehlungen besonders hervorgehoben werden [3].

Basisreanimation und erweiterte Reanimationsmaßnahmen

Bei präklinischer Reanimation vergehen bis zum Eintreffen des Rettungsdienstes in der Regel wertvolle Minuten. Daher hängen das Leben und die Prognose des Patienten in dieser Phase wesentlich von der Durchführung suffizienter **Erstmaßnahmen**, speziell der sofortigen Basisreanimation zur Sicherstellung einer minimalen Organ- und Gehirnperfusion, ab. Die Basisreanimation beinhaltet dabei

- den Notruf,
- die Kreislaufunterstützung,
- die Aufrechterhaltung offener Atemwege,
- die Unterstützung der Atmung und
- den Einsatz automatischer externer Defibrillatoren (AED).

An diese Basismaßnahmen schließen sich dann bei Eintreffen des medizinischen Fachpersonals (mindestens 2 Helfer) die erweiterten Reanimationsmassnahmen (ALS) an, die die Rhythmusdiagnose und ggf. Defibrillation, die Atemwegssicherung und Beatmung, die Anlage eines venösen Zugangs und die Medikamentengabe beinhalten [3]. **◘ Abb. 2** zeigt das Schema der **Rettungskette**, die den fließenden Übergang von der Basisreanimation zur erweiterten Reanimation darstellt.

Reanimationsbeginn

In Studien konnte belegt werden, dass auch medizinisches Fachpersonal in der Notfallsituation Schwierigkeiten hat, einen Puls als Zeichen eines vorhandenen Kreislaufs zu tasten [9]. Entsprechend wird in den aktuellen Leitlinien [3] auf die Notwendigkeit einer Pulsdetektion vor Beginn der kardiopulmonalen Reanimation verzichtet. Stattdessen wird die Bedeutung von fehlender bzw. unphysio-

Auf die Notwendigkeit einer Pulsdetektion vor Beginn der kardiopulmonalen Reanimation wird verzichtet

logischer Atmung (Schnappatmung) beim bewusstlosen Patienten als Zeichen des Herz-Kreislauf-Stillstands hervorgehoben. Geübtes Fachpersonal sollte jedoch nach wie vor den Puls tasten, hierauf jedoch nicht mehr als 10 s verwenden und dabei parallel Lebenszeichen evaluieren [3]. Da gezeigt wurde, dass Thoraxkompressionen auch bei Patienten ohne Herz-Kreislauf-Stillstand selten ein relevantes Risiko darstellen, wird empfohlen, auch im Zweifel eines noch vorhandenen Spontankreislaufs mit der kardiopulmonalen Reanimation unmittelbar zu beginnen [3].

Thoraxkompressionen und Defibrillation

Auch im Zweifel eines noch vorhandenen Spontankreislaufs soll mit der kardiopulmonalen Reanimation unmittelbar begonnen werden

Die Leitlinien des ERC aus dem Jahr 2010 betonen ganz besonders den Stellenwert ununterbrochener und wirksamer Thoraxkompressionen zur Förderung eines Minimalkreislaufs. Diese sollten kniend an der Seite des Patienten beidhändig mit dem Handballen in der Mitte des Thorax bzw. auf der unteren Hälfte des Sternums mindestens 5 cm tief und mit einer Frequenz von mindestens 100/min durchgeführt werden. Eine vollständige Thoraxretraktion sollte hierbei gewährleistet sein und das empfohlene Verhältnis von Thoraxkompression zur Beatmung sollte 30:2 betragen [10]. Um eine rezidivierende Ganzkörperischämiezeit soweit wie möglich zu reduzieren sind Unterbrechungen der Thoraxkompressionen auf ein notwendiges Minimum zu beschränken. Dies schließt zur Vermeidung sog. Prä- und Post-Schock-Pausen die fortgesetzten Thoraxkompressionen während des Ladens eines **Defibrillators** sowie die direkte Wiederaufnahme der Thoraxkompressionen nach der Schockabgabe mit ein. Insgesamt sollten die Thoraxkompressionen zur Defibrillation für maximal 5 s unterbrochen werden. Die Thoraxkompressionen sollten beim erfahrenen Intubierenden selbst während der endotrachealen Intubation fortgeführt werden. Ist eine kurze Pause während des Einführens des Endotrachealtubus unabdingbar, soll diese nicht länger als 10 s dauern [3].

Das empfohlene Verhältnis von Thoraxkompression zur Beatmung sollte 30:2 betragen

Darüber hinaus wird die Bedeutung einer möglichst frühzeitigen **Rhythmuskontrolle** und Defibrillation betont. Eine bestimmte Zeitdauer der Basisreanimation vor der ersten Rhythmuskontrolle oder Schockabgabe wird nicht mehr empfohlen. Die Thoraxkompressionen sollte möglichst nur kurz unterbrochen werden, da hierdurch u. a. die Wahrscheinlichkeit einer erfolgreichen Rhythmuskonversion verringert wird. Aus diesem Grund und weil die erfolgreiche Defibrillation beim 2. und 3. Schock gering ist, soll die Schockabgabe prinzipiell einmalig erfolgen. Es wird jedoch darauf hingewiesen, dass unter besonderen Umständen 3 konsekutive Schockabgaben erwogen werden können:

Die Thoraxkompressionen sollten beim erfahrenen Intubierenden selbst während der endotrachealen Intubation fortgeführt werden

- bei beobachtetem Kammerflimmern im Herzkatheterlabor,
- in der frühen postoperativen Phase nach herzchirurgischem Eingriff,
- wenn der Patient bereits mit einem Defibrillator verbunden und das Ereignis beobachtet worden ist (3-Schock-Strategie; [3, 10]).

Während die Bedeutung einer möglichst frühen Defibrillation somit hervorgehoben wird, wird die Relevanz des präkordialen Faustschlags abgeschwächt und entsprechend findet sich letzterer im empfohlenen Algorithmus (◘ **Abb. 1**) nicht wieder. Diesbezüglich wird betont, dass der präkordiale Faustschlag nur in den ersten Sekunden, insbesondere bei pulsloser Kammertachykardie und bei fehlender Verfügbarkeit eines Defibrillators, eine sinnvolle Maßnahme ist. Dabei darf die Initiierung der Rettungskette und das Heranschaffen eines Defibrillators nicht durch den präkordialen Faustschlag verzögert werden.

Der präkordiale Faustschlag ist nur in den ersten Sekunden eine sinnvolle Maßnahme

Weitestgehend unverändert ist der Stellenwert potenziell reversibler Ursachen des zur CPR führenden Ereignisses. Diese schließen die Hypoxie, die Hypokaliämie, die Hypokalzämie, die Acidose und andere metabolische Ursachen sowie den Spannungspneumothorax, die Herzbeuteltamponade, Vergiftungen/Toxine und Thromboembolien (sog. 4Hs und 4Ts) mit ein (◘ **Abb. 1**; [3]).

Herzkatheter

Die aktuellen Leitlinien heben den Stellenwert einer sofortigen Herzkatheteruntersuchung und Revaskularisationstherapie nach ROSC deutlich hervor. Obwohl Studien, die die Benutzung von mechanischen CPR-unterstützenden Systemen während einer Herzkatheteruntersuchung und deren vorteilhaftes Outcome beschreiben, in den Leitlinien Erwähnung finden [3], gibt es dennoch zum jetzigen Zeitpunkt keine klare Evidenz und Empfehlung für den Beginn der Herzkatheteruntersuchung unter laufender CPR. Nach Erreichen eines ROSC darf hingegen die Infarktbehandlung eines erfolgreich reanimierten Patienten nicht durch eine vermeintlich eingeschränkte Prognose verzögert oder vorenthalten werden. Da das 12-Kanal–EKG insbesondere im Anschluss an eine Reanimation nur bedingt aussagekräftig ist, sollte auch bei fehlenden ST-Strecken-Veränderungen aber klinischem Verdacht auf eine kardiale Genese des Kreislaufstillstands eine unmittelbare Herzkatheteruntersuchung erfolgen. Entsprechend sollte die **Koronarangiographie** nach ROSC im Anschluss an einen Kreislaufstillstand Teil eines standardisierten Postreanimationstherapieregimes sein [3]. Sollte sich im Rahmen der intensivmedizinischen Work-up-Phase ein Hinweis auf eine andere Ursache für den kardiopulmonalen Arrest zeigen, ist die Diagnostik unter sorgfältiger Nutzen-Risiko-Abwägung und Beachtung einer therapeutischen Konsequenz entsprechend auszudehnen (z. B. Echokardiographie, ggf. Angio-CT bei Verdacht auf Vorliegen einer Lungenarterienembolie etc.). Bei jedem unklaren Herz-Kreislauf-Stillstand sollte mittels CT eine intrazerebrale Blutung ausgeschlossen werden. Doch obwohl die intrazerebrale Blutung als Ursache für einen kardiopulmonalen Arrest anerkannt ist [11], ist die prognostische Relevanz der bildgebenden Verfahren im Rahmen der Postreanimationsphase insgesamt noch unklar [10].

Die Infarktbehandlung eines erfolgreich reanimierten Patienten darf nicht verzögert oder vorenthalten werden

Bei jedem unklaren Herz-Kreislauf-Stillstand sollte mittels CT eine intrazerebrale Blutung ausgeschlossen werden

Medikamente

Die Medikamentengabe soll nicht mehr über den Endotrachealtubus erfolgen, da gezeigt wurde, dass die Plasmakonzentration von über den Endotrachealtubus applizierten Substanzen nicht vorhersehbar ist [12]. Im Fall eines nicht möglichen intravenösen Zugangs innerhalb der ersten 2 min der CPR sollte ein intraossärer Zugangsweg für die Medikamentenapplikation gewählt werden. Im Falle von VF/VT sollte 1 mg Adrenalin erst nach der 3. Schockabgabe und dann alle 3–5 min verabreicht werden (◘ **Tab. 1**). Nach der derzeitigen Datenlage und den ERC-Leitlinien ist Adrenalin weiterhin der standardmäßig zu verwendende Vasopressor. Studien bezüglich des Einsatzes von Vasopressin, einem endogenem antidiuretischem Hormon mit in hohen Dosen vasokonstriktorischen Effekten, anstelle [3, 13] oder in Kombination mit Adrenalin [14] haben keinen Vorteil bezüglich des Überlebens, der Klinikentlassung oder des neurologischen Outcomes zeigen können. Die Gabe von 300 mg Amiodaron sollte ebenfalls nach dem 3. Schock mit der Option erfolgen, weitere 150 mg bei weiterhin persistierendem VF/VT zu applizieren. Sollte Amiodaron im Rahmen der CPR nicht verfügbar sein, ist die Gabe von Lidocain bei refraktärem VF/VT indiziert. Die hierbei empfohlene Dosis beträgt 1,0–1,5 mg/kgKG (initialer Bolus 100 mg) ggf. gefolgt von einem weiteren Bolus von 50 mg; die Gesamtdosis sollte dabei 3 mg/kgKG nicht übersteigen. Im Fall einer PEA soll 1 mg Adrenalin so früh wie möglich verabreicht werden. Atropin wird bei PEA/Asystolie nicht länger routinemäßig empfohlen [3].

Adrenalin ist weiterhin der standardmäßig zu verwendende Vasopressor

Magnesium sollte im Rahmen von supraventrikulären oder ventrikulären Tachykardien verabreicht werden, die mit einer Hypomagnesämie einhergehen, darüber hinaus bei Torsade de pointes-Tachykardien und bei einer Digitalisintoxikation. In den Leitlinien wird hervorgehoben, dass ein Überlebensvorteil der Magnesiumgabe in der CPR nicht bewiesen ist [3]. Eine standardmäßige Applikation von Puffern, wie Natriumbikarbonat, wird aufgrund beschriebener negativer Effekte, wie die Verstärkung einer intrazellulären Acidose und die Linksverschiebung der Sauerstoffbindungskurve, nicht mehr empfohlen, kann jedoch in Einzelfällen, wie bei Hyperkaliämie oder Vergiftungen mit trizyklischen Antidepressiva, erwogen werden [3].

Eine standardmäßige Applikation von Puffern wird aufgrund beschriebener negativer Effekte nicht mehr empfohlen

Eine fibrinolytische Therapie oder eine forcierte Volumentherapie werden derzeit zwar nicht routinemäßig empfohlen, sollten jedoch bei der Verdachtsdiagnose einer Lungenembolie oder bei Hypovolämie als zugrunde liegende Ursache des Herz-Kreislauf-Versagens in Erwägung gezogen werden. Als **Fibrinolytika** stehen verschiedene Substanzen zur Verfügung (u. a. Actilyse, Tenecteplase; [15]). So konnte in einer Untersuchung von Böttiger et al. [16] der positive Effekt einer Actilysegabe in einer Dosis von 50 mg (mit erneuter Gabe von 50 mg bei fehlender ROSC nach 30 min) in Kombination mit Heparin gezeigt werden.

Endotracheale Intubation und Beatmung

Obwohl die endotracheale Intubation die bevorzugte Methode zur Schaffung eines sicheren Atemwegs ist und sie generell ermöglicht, die Thoraxkompressionen ununterbrochen fortzuführen, wird in den aktuellen Leitlinien das Risiko von Fehlintubationen – je nach Fachpersonal zwischen 0,5 und 17% [3, 17], – betont.

Sollte eine endotracheale Intubation nicht möglich oder nur medizinisches Fachpersonal anwesend sein, das in der routinemäßigen endotrachealen Intubation nicht geübt ist, wird ein supraglottischer Atemweg (z. B. Larynxmaske, Larynxtubus oder Kombitubus) als akzeptable Alternative empfohlen. Zusammenfassend wird der Stellenwert der frühen Intubation deutlich abgeschwächt, es sei denn, diese wird bei minimaler Unterbrechung der fortgesetzten Thoraxkompression von hochqualifiziertem in der Intubation geübtem Personal ausgeführt. Darüber hinaus wird die Bedeutung der **Kapnographie** hervorgehoben, um

- die korrekte Tubuslage zu überwachen,
- die Qualität der Thoraxkompressionen zu beobachten und
- einen ROSC frühzeitig zu erkennen.

> **Bei fehlender Intubationsmöglichkeit ist ein supraglottischer Atemweg eine akzeptable Alternative**

Postreanimationsphase

> **Das sog. Post-cardiac-arrest-Syndrom nach Ischämie und Reperfusion beinhaltet einen komplexen pathophysiologischen Prozess**

Die Wiederherstellung eines Spontankreislaufs ist im Rahmen der CPR allerdings nur der erste Schritt zur vollständigen Erholung. Das weitere klinische und insbesondere neurologische Outcome wird ganz entscheidend von der Qualität und den Maßnahmen der weiteren Behandlung in der sog. Postreanimationsphase beeinflusst. Dieses sog. Post-cardiac-arrest-Syndrom beinhaltet einen komplexen pathophysiologischen Prozess, der im Organismus nach der initialen Ischämie und der anschließenden Reperfusion aktiviert wird und im weiteren Verlauf oftmals einer multiplen Organunterstützung bedarf [7, 10, 18]. Gerade das Ausmaß der zerebralen Schädigung in der Postreanimationsphase wird durch begleitende **mikrozirkulatorische Fehlfunktionen**, Hyperkapnie, Hypoxämie, Fieber, Hyperglykämien und zerebrale Krampfanfälle maßgeblich mitbeeinflusst und verstärkt. Daher zählen zu den notwendigen und effektiven Therapiemaßnahmen in dieser unmittelbaren Postreanimationsphase die therapeutische Hypothermie und Temperaturkontrolle, die Beatmungstherapie sowie die Blutglukose- und Blutdruckkontrolle. Diese verschiedenen Aspekte sollten generell in die klinikspezifischen „standard operating procedures" (SOP) integriert werden [7, 10, 18].

> **Therapeutische Hypothermie und Temperaturkontrolle zählen zu den notwendigen und effektiven Therapiemaßnahmen**

Therapeutische Hypothermie

Bereits im Jahr 1958 wurde die milde Hypothermie erstmals im Rahmen von Fallberichten im klinischen Einsatz von Williams und Spencer beschrieben [19]. Sie berichteten über 4 Patienten, die nach erfolgreicher CPR mit ROSC mittels Oberflächenkühlung für 24–72 h auf 32–34°C gekühlt wurden. Alle 4 Patienten überlebten, 3 ohne neurologisches Defizit [7, 19].

> **Auch im Hinblick auf die ubiquitäre Verfügbarkeit der milden Hypothermie waren 2 prospektiv-randomisierte Studien wegweisend**

Wegweisend auch im Hinblick auf die ubiquitäre Verfügbarkeit der milden Hypothermie waren im Jahr 2002 dann 2 prospektiv-randomisierte Studien [20, 21], die die Effekte einer milden Hypothermie mit denen einer Normothermie bei komatösen Überlebenden nach stattgehabter präklinischer CPR verglichen [7]. In der European-hypothermia-after-cardiac-arrest(HACA)-Studienpopulation zeigte sich im Vergleich zu den nichtgekühlten Patienten ein signifikant besserer neurologischer Verlauf und ein verbessertes 6-Monats-Outcome bei jenen Patienten, die nach CPR mit VF als initialem Rhythmus für 24 h auf eine Zieltemperatur von 32–34°C gekühlt worden waren [20]. Diese eindrucksvollen Ergebnisse mit einem ebenfalls verbesserten Überleben und neurologischen Outcome wurden in einer australischen Untersuchung von Bernard et al. [21] bestätigt. In dieser Untersuchung wurde die Hypothermiegruppe für 12 h auf eine Zieltemperatur von 33°C heruntergekühlt. Auf der Grundlage dieser Studienergebnisse wurde zunächst im Jahr 2003 von der International Liaison Committee on Resuscitation (ILCOR) die milde Hypothermie zur Behandlung Bewusstloser nach prähospitalem Herz-Kreislauf-Stillstand empfohlen [22] und schließlich im Jahr 2005 durch die American Heart Association und das ERC als Leitlinie implementiert [7, 23].

> **Gekühlte Patienten zeigten im Vergleich zu nichtgekühlten Patienten einen signifikant besseren neurologischen Verlauf**

In den folgenden Jahren war ein anhaltender und wesentlicher Kritikpunkt am Studiendesign dieser beiden Landmark-Studien insbesondere das Auftreten häufiger **Fieberepisoden** in den jeweiligen sog. normothermen Kontrollgruppen. Dies wiederum war der Ansatz einer kürzlich publizierten großen randomisierten Studie an 939 außerklinisch reanimierten Patienten mit ROSC, der multizentrischen Target-temperature-management-after-cardiac-arrest(TTM)-Studie [24]. Hier erfolgte eine Randomisierung in eine auf 33°C gekühlte Gruppe (473 Patienten) und in eine weitere auf maximal 36°C eingestellte normotherme Kontrollgruppe (466 Patienten). Die **Zieltemperaturen** wurden in beiden Gruppen für 28 h nach ROSC durch ein aktives Kühlmanagement aufrechterhalten. Anschließend erfolgte eine langsame Wiedererwärmung auf eine Temperatur von 37°C und innerhalb der ersten 72 h nach ROSC sollte die Körpertemperatur 37,5°C nicht übersteigen. Sowohl bezüglich des primären Endpunkts Mortalität (50% bei 33°C vs. 48% bei 36°C, p-Wert nicht signifikant) als auch des kombinierten Endpunkts (sekundärer Endpunkt) aus Tod oder schwerem neurologischem Defizit (54% bei 33°C vs. 52% bei 36°C, p-Wert nicht signifikant) zeigte sich kein relevanter Unterschied. Somit muss postuliert werden, dass die in den ERC-Leitlinien aus dem Jahr 2010 empfohlene Vorgabe zur milden Hypothermie grundsätzlich neu überdacht werden muss. Im Gegensatz zu den Arbeiten von Bernard und zu der HACA-Studie wurde allerdings in der TTM-Studie auch in der normothermen Gruppe eine kontrollierte Temperaturregulation durchgeführt [3].

Insofern bleibt zum derzeitigen Zeitpunkt das aktive Temperaturmanagement ein ganz wesentlicher Bestandteil der Postreanimationsbehandlung. Entsprechend empfiehlt die Deutsche Gesellschaft für internistische Intensivmedizin in einer Stellungnahme zu den Ergebnissen der TTM-Studie [25], dass bis zum Vorliegen weiterer Studienergebnisse bewusstlose Erwachsene mit spontaner Zirkulation nach präklinischen VF weiterhin für 12–24 h auf 32–34°C gekühlt werden sollten. Weiterhin sollte bei allen anderen bewusstlosen Patienten nach einem Herz-Kreislauf-Stillstand, wie nach innerklinischer Reanimation oder unbeobachtetem Herz-Kreislauf-Stillstand mit Asystolie als initialer Rhythmus, eine Zieltemperatur von 36°C angestrebt werden; erhöhte Temperaturen sollten unbedingt vermieden werden. Dagegen empfiehlt die ILCOR in einer Stellungnahme bezüglich der TTM-Studie, dass die Postreanimationsbehandlungen – zumindest bis zum Vorliegen neuer Daten bzw. der für das Jahr 2015 erwarteten neuen Leitlinien – grundsätzlich weiterhin entsprechend der aktuellen Leitlinienempfehlungen durchgeführt werden sollten. Allerdings wird in diesem ILCOR-Statement betont, dass in ausgewählten Fällen durchaus auch eine Zieltemperatur von 36°C akzeptiert werden kann.

Bewusstlose Erwachsene mit spontaner Zirkulation nach präklinischem Kammerflimmern sollen für 12–24 h auf 32–34°C gekühlt werden

Kühlmethoden

Es steht eine Vielzahl von invasiven und nichtinvasiven oberflächlichen Kühlmethoden zur Verfügung, wobei diese sich im Wesentlichen in ihrer Effektivität, ihrer Kontrollierbarkeit und den Kosten unterscheiden. Bei der Auswahl des Verfahrens ist neben der Zeit bis zum Erreichen der Zieltemperatur v. a. die stabile Aufrechterhaltung der Hypothermie und im Anschluss die kontrollierte Regulation der Wiedererwärmungsphase von Bedeutung [7]. Möglichkeiten zur Kühlung bestehen durch simple externe Kühlverfahren, wie Kaltluft, Kältematten, **„ice packs"** oder die Infusion eiskalter Kochsalzlösungen (4°C) mit hohen Flussraten von 30–40 ml/kgKG über 30 min unter Verwendung großlumiger Kanülen und Druckbeutel. Diese Methoden sind einerseits äußerst kostenattraktiv und nahezu ubiquitär verfügbar, andererseits sind aber die Zeit bis zum Erreichen der Zieltemperatur und die anschließende kontinuierliche Temperaturkontrolle schlechter steuerbar und abhängig von einer sehr engmaschigen Kontrolle durch das intensivmedizinische Pflegepersonal [7]. Hauptgefahren bestehen neben der zu langen „door to cool time" v. a. in einer überschießenden Hypothermie (<32°C) oder einer ungewollten zu raschen Wiedererwärmung des Patienten [26].

Die stabile Aufrechterhaltung der Hypothermie und die anschließende kontrollierte Regulation der Wiedererwärmungsphase sind von Bedeutung

Daneben stehen verschiedene externe Hilfsmittel, wie Kühldecken mit integriertem Feedbackkontrollsystem, nasopharyngeale Kühlverfahren und von außen direkt auf die Haut aufgelegte Oberflächenkühlsysteme, zur Verfügung [7].

Im klinischen Routinealltag inzwischen zunehmend etabliert ist das invasive Thermo-Gard-System (ZOLL Medical Corporation, Chelmsford, USA), da es bei reanimierten Patienten mit einer Kühlrate von 1,2°C/h einfach und effektiv einsetzbar ist [27]. Wesentliche Limitationen der Methode sind die hohen Kosten sowie die Invasivität der Methode mit potenziell möglichen Blutungskomplikationen. Vorteilhaft sind insbesondere die exzellente und gut steuerbare Temperaturkontrolle, sowohl während der Phase der Hypothermieinitiierung und -aufrechterhaltung als auch in der Wiedererwärmungsphase [7].

Hauptgefahren bestehen in einer überschießenden Hypothermie oder einer ungewollten zu raschen Wiedererwärmung des Patienten

Komplikationen der milden Hypothermie

Die Hypothermie hat einen erheblichen Einfluss auf die Pathophysiologie des Organismus. Dabei besteht eine relativ enge Korrelation zwischen der Komplikationsrate und der Hypothermietiefe. Insofern ist eine kontinuierliche Temperaturkontrolle unabdinglich, um eine zu tiefe Hypothermie bzw. eine zu rasche Wiedererwärmung oder – nach Beendigung der Hypothermie – eine überschießende Hyperthermie zu vermeiden. Mögliche Folgen insbesondere einer zu tiefen Hypothermie sind neben dem „shivering" eine gesteigerte Inzidenz an infektiologischen Komplikationen, verschiedene Elektrolytstörungen, eine Sensibilisierung des Myokards gegenüber malignen Herzrhythmusstörungen,

Es besteht eine relativ enge Korrelation zwischen der Komplikationsrate und der Hypothermietiefe

eine Beeinflussung des Blutgerinnungssystems und der Blutviskosität, eine erhöhte Insulinresistenz und ein veränderter Medikamentenmetabolismus durch vielfältige Beeinflussung der Pharmakokinetik.

Insbesondere das „shivering" kann durch eine erhöhte Muskelaktivität mit konsekutiver Wärmeproduktion und erhöhtem Sauerstoff- und Energiebedarf die vorteilhaften Effekte der Hypothermie aufheben [7]. Insofern haben gerade die großen randomisierten kontrollierten Studien zur Hypothermie ausnahmslos eine **Muskelrelaxation** angewendet [20, 21], wobei dadurch prinzipiell behandlungspflichtige Krampfanfälle verschleiert werden können. Die kardiovaskulären Effekte der milden Hypothermie sind v. a. rhythmologischer Natur. Während bei Temperaturen um 33°C das Risiko prognostisch relevanter Arrhythmien relativ gering ist, wurden bei tieferer Hypothermie mit Temperaturen von unter 30°C das Auftreten von Rhythmusstörungen (Bradykardie, Vorhofflimmern oder Kammerflimmern) häufiger beobachtet [28].

> Das „shivering" kann durch eine erhöhte Muskelaktivität mit konsekutiver Wärmeproduktion die positiven Effekte der Hypothermie aufheben

Beatmung und Oxygenierung

Patienten mit ROSC nach CPR werden endotracheal intubiert und kontrolliert beatmet. Während der laufenden CPR sollte der inspiratorische Sauerstoffgehalt (F_IO_2) bei 100% liegen, allerdings wird im klinischen Alltag auch oftmals in der Phase nach ROSC diese hohe applizierte Sauerstoffkonzentration beibehalten. Dies widerspricht wiederum der pathophysiologischen Erkenntnis, dass eine Sauerstoffüberladung (Hyperoxämie) die Ausbildung **freier Radikale** fördert, die das postischämische neuronale Gewebe zusätzlich schädigen und somit zu einer Prognoseverschlechterung des reanimierten Patienten beitragen können [29]. In einer großen multizentrischen retrospektiven Kohortenstudie wurde kürzlich an 6326 reanimierten Erwachsenen beobachtet, dass eine Hyperoxämie nach CPR (Sauerstoffpartialdruck, P_aO_2, ≥300 mmHg) im Vergleich zu Patienten mit einer Hypoxämie (P_aO_2 ≤60) bzw. einer Normoxämie (P_aO_2 =60–300 mmHg) mit einer signifikant erhöhten Krankenhausmortalität verbunden ist (Odds Ratio: 1,8; Konfidenzintervall: 1,5–2,2; [30]). Nichtsdestotrotz müssen die Ergebnisse dieses Registers weiterhin kritisch betrachtet werden, da in der Auswertung respiratorisch relevante Komorbiditäten (z. B. Lungenembolie, Pneumonie) mit einem per se höheren Sauerstoffbedarf unzureichend berücksichtigt wurden. Die generelle Empfehlung in den aktuellen ERC-Leitlinien [3, 10] lautet daher, unmittelbar nach der CPR den inspiratorischen Sauerstoffgehalt so zu titrieren und pulsoxymetrisch zu regulieren, dass idealerweise eine Sauerstoffsättigung zwischen 94 und 98% vorliegt, um hyperoxiebedingte schädliche neurologische Effekte zu minimieren. Gleichzeitig ist eine **Normoventilation** anzustreben, wohingegen eine Hyperventilation mit konsekutiver Hypokapnie und resultierender zerebraler Vasokonstriktion und Minderperfusion unbedingt vermieden werden muss.

> Während der laufenden kardiopulmonalen Reaninmation sollte der inspiratorische Sauerstoffgehalt bei 100% liegen

> Unmittelbar nach der kardiopulmonalen Reanimation soll die Sauerstoffsättigung zwischen 94 und 98% liegen

Blutzuckereinstellung

Es gibt weiterhin eine kontroverse Debatte bezüglich der optimalen Blutzuckereinstellung in der Postreanimationsphase. Generell sind Hyperglykämien in dieser Phase häufig und mit einem schlechteren Outcome assoziiert. Verschiedene Studien haben einen negativen Einfluss der Hyperglykämie sowohl auf den neurologischen Verlauf während der unmittelbaren Ischämiephase als auch darüber hinaus in der Reperfusionsphase gezeigt [31]. Obwohl in den ERC-Leitlinien aus dem Jahr 2005 beschrieben wurde, dass eine strenge Blutzuckereinstellung (4,4–6,1 mmol/l; 80–110 mg/dl) in der Postreanimationsperiode die Mortalität zu senken vermag, wurde dennoch aufgrund der damals unzureichenden Datenlage keine generelle Empfehlung dafür ausgesprochen. In neueren randomisierten Studien wurde hingegen nachgewiesen, dass eine strenge Blutzuckereinstellung mit einem Zielwert von 4–6 mmol/l (72–108 mg/dl) im Vergleich zu einer moderaten Blutzuckereinstellung (6–8 mmol/l; 108–14 mg/dl) nicht zu einem Überlebensvorteil bei präklinisch reanimierten Patienten mit primären Kammerflimmern führte [32]. Zwischenzeitlich wurde in einer großen randomisierten Studie („normoglycemia in intensive care evaluation and surviving using glucose algorithm regulation", NICE-SUGAR), in der eine intensivierte (4–6 mmol/l; 72–108 mg/dl) mit einer milden (<10 mol/l; <180 mg/dl) Blutzuckereinstellung bei kritisch kranken Intensivpatienten verglichen wurde, nachgewiesen, dass die intensivierte Blutzuckereinstellung mit einer signifikant erhöhten Mortalität verbunden ist [33]. Ursächlich hierfür war vermutlich die deutlich erhöhte Rate an Hypoglykämien in der glykämisch streng eingestellten Patientenkohorte. Gerade hypoglykämi-

> Studien zeigen einen negativen Einfluss der Hyperglykämie auf den neurologischen Verlauf in der Ischämie- und Reperfusionsphase

> Hypoglykämische Episoden gelten als prognoseverschlechternd

sche Episoden gelten als prognoseverschlechternd und werden darüber hinaus gerade beim beatmeten oder komatösen Intensivpatienten auch leicht übersehen. In einer aktuellen Arbeit [34] wurde außerdem beobachtet, dass größere Schwankungsbreiten der Blutzuckerwerte in der unmittelbaren Postreanimationsphase (innerhalb von 48 h nach Ereignis) ebenfalls prognostisch ungünstig zu sein scheinen. Letztendlich wird in den ERC-Leitlinien aus dem Jahr 2010 als klare Empfehlung nach erfolgreicher CPR vorgegeben, einen **Zielblutglukosewert** von <10 mmol/l (<180 mg/dl) anzustreben und Hypoglykämien unbedingt zu vermeiden [3].

Neuroprotektive Therapie und Krampfanfallprophylaxe/-therapie

Der Stellenwert einer neuroprotektiven Therapie nach ROSC sowohl nach inner- wie nach außerklinischer Reanimation erscheint zum jetzigen Zeitpunkt unklar. In verschiedenen kontrollierten randomisierten Studien wurde kein positiver Effekt im Hinblick auf eine verbesserte Prognose durch eine pharmakologische Neuroprotektion im Vergleich zur Standardtherapie nachgewiesen, weder für Nimodipin [35] noch für Diazepam [36], Thiopental [37] oder Glukokortikoide [38]. Lediglich in einer kleinen Studie nach außerklinischem Kreislaufstillstand wurde nach 3 Monaten eine Mortalitätsreduktion für die Kombinationstherapie aus Hypothermie und der Gabe des Koenzyms Q10 im Vergleich zur alleinigen Hypothermiebehandlung beobachtet, ohne dass dies allerdings zu Unterschieden in der Rate an Überleben ohne neurologisch relevantes Defizit geführt hätte [39]. Aufgrund dieser derzeit noch unzureichenden und unklaren Datenlage wird in den ERC-Leitlinien aus dem Jahr 2010 keine generelle Empfehlung für eine entsprechende neuroprotektive Therapie ausgesprochen [3]. Ebenso wenig geklärt ist derzeit die Strategie in Bezug auf eine Prophylaxe oder Therapie von zerebralen Krampfanfällen nach ROSC. Die beschriebene Inzidenz von **Krampfereignissen** nach Kreislaufstillstand liegt zwischen 3 und 44% [37, 40, 41]. Ein neurologisch-prognostischer Benefit einer krampfanfallprophylaktischen medikamentösen Therapie nach ROSC konnte weder für Diazepam [36] noch für Thiopental [37] gezeigt werden. In gleicher Weise hat scheinbar auch die milde therapeutische Hypothermie im Vergleich zur Normothermie keinen prophylaktischen Effekt für das Auftreten von Krampfanfällen [40]. Studien und dementsprechende Daten bezüglich einer antikonvulsiven medikamentösen Therapie nach erstmaligem Krampfereignis im Anschluss an eine CPR liegen derzeit noch nicht vor. Folglich gibt es auch in den Leitlinien der ERC aus dem Jahr 2010 weder eine Empfehlung für eine präventive noch für eine therapeutische Gabe antikonvulsiver Medikamente nach ROSC [3].

> Aufgrund unzureichender Datenlage wird derzeit generell keine Empfehlung für eine neuroprotektive Therapie ausgesprochen

Fazit für die Praxis

- Ein Schwerpunkt der erweiterten Reanimationsmaßnahmen (ALS) liegt auf einer effektiven und möglichst kontinuierlichen Herzdruckmassage, die kurzzeitig nur für wenige spezielle Interventionen (Intubation, Defibrillation) unterbrochen werden darf.
- Die medikamentöse Therapie basiert auf der intravenösen (alternativ intraossären) Gabe von Adrenalin und Amiodaron, während andere Substanzen nicht mehr routinemäßig empfohlen werden (Atropin) oder nur als Alternative in Betracht kommen (Lidocain, Vasopressin).
- Die Postreanimationsbehandlung nach ROSC ist prognosebestimmend und sollte nach einem standardisierten Protokoll erfolgen. Dies beinhaltet bei kardialer Ursache des Kreislaufstillstands die unmittelbare Koronarangiographie und Revaskularisation, die therapeutische Hypothermie, die Vermeidung einer Hyperoxämie und die Einstellung der Blutzuckerwerte (<180 mg/dl) unter Vermeidung von Hypoglykämien.
- Bis zum Vorliegen weiterer Studienergebnisse wird bei reanimierten Patienten mit ROSC nach präklinischem Kammerflimmern weiterhin die Induktion einer therapeutischen Hypothermie für 12–24 h auf 32–34°C empfohlen. Bei innerklinischem oder nicht durch Kammerflimmern ausgelöstem Kreislaufstillstand wird eine Körperzieltemperatur von 36°C empfohlen.

Korrespondenzadresse

Dr. S. Reith
Medizinische Klinik I, Uniklinik RWTH Aachen
Pauwelsstr. 30, 52074 Aachen
sreith@ukaachen.de

Einhaltung ethischer Richtlinien

Interessenkonflikt. S. Reith und M. Burgmaier erklären, dass kein Interessenkonflikt besteht.

Dieser Beitrag beinhaltet keine Studien an Menschen oder Tieren.

Literatur

1. Fanshan M, Lin Z, Wenqing L et al (2013) Functions of standard CPR training on performance qualities of medical volunteers for Mt. Taishan International Mounting Festival. BMC Emerg Med 13(Suppl 1):S3
2. Neumar RW, Nolan JP, Adrie C et al (2008) Post-cardiac arrest syndrome: epidemiology, pathophysiology, treatment, and prognostication. A consensus statement from the International Liaison Committee on Resuscitation (American Heart Association, Australian and New Zealand Council on Resuscitation, European Resuscitation Council, Heart and Stroke Foundation of Canada, InterAmerican Heart Foundation, Resuscitation Council of Asia, and the Resuscitation Council of Southern Africa); the American Heart Association Emergency Cardiovascular Care Committee; the Council on Cardiovascular Surgery and Anesthesia; the Council on Cardiopulmonary, Perioperative, and Critical Care; the Council on Clinical Cardiology; and the Stroke Council. Circulation 118:2452–2483
3. Deakin CD, Nolan JP, Soar J et al (2010) European Resuscitation Council Guidelines for Resuscitation 2010 Section 4. Adult advanced life support. Resuscitation 81:1305–1352
4. Martens E, Sinner MF, Siebermair J et al (2014) Incidence of sudden cardiac death in Germany: results from an emergency medical service registry in Lower Saxony. Europace 16(12):1752–1758
5. Nolan JP, Soar J, Smith GB et al (2014) Incidence and outcome of in-hospital cardiac arrest in the United Kingdom National Cardiac Arrest Audit. Resuscitation 85:987–992
6. Bottiger BW, Grabner C, Bauer H et al (1999) Long term outcome after out-of-hospital cardiac arrest with physician staffed emergency medical services: the Utstein style applied to a midsized urban/suburban area. Heart 82:674–679
7. Reith S, Marx N (2010) Therapeutic hypothermia after resuscitation. Dtsch Med Wochenschr 135:2355–2360
8. Gao CJ, Niu L, Ren PC et al (2012) Hypoxic preconditioning attenuates global cerebral ischemic injury following asphyxial cardiac arrest through regulation of delta opioid receptor system. Neuroscience 202:352–362
9. Liberman M, Lavoie A, Mulder D, Sampalis J (1999) Cardiopulmonary resuscitation: errors made by pre-hospital emergency medical personnel. Resuscitation 42:47–55
10. Nolan JP, Soar J, Zideman DA et al (2010) European Resuscitation Council Guidelines for Resuscitation 2010 Section 1. Executive summary. Resuscitation 81:1219–1276
11. Skrifvars MB, Parr MJ (2012) Incidence, predisposing factors, management and survival following cardiac arrest due to subarachnoid haemorrhage: a review of the literature. Scand J Trauma Resusc Emerg Med 20:75
12. Hornchen U, Schuttler J, Stoeckel H et al (1987) Endobronchial instillation of epinephrine during cardiopulmonary resuscitation. Crit Care Med 15:1037–1039
13. Aung K, Htay T (2005) Vasopressin for cardiac arrest: a systematic review and meta-analysis. Arch Intern Med 165:17–24
14. Gueugniaud PY, David JS, Chanzy E et al (2008) Vasopressin and epinephrine vs. epinephrine alone in cardiopulmonary resuscitation. N Engl J Med 359:21–30
15. Wetsch WA, Spohr F, Teschendorf P et al (2010) Thrombolysis during cardio-pulmonary resuscitation. Dtsch Med Wochenschr 135:1983–1988
16. Bottiger BW, Bode C, Kern S et al (2001) Efficacy and safety of thrombolytic therapy after initially unsuccessful cardiopulmonary resuscitation: a prospective clinical trial. Lancet 357:1583–1585
17. Katz SH, Falk JL (2001) Misplaced endotracheal tubes by paramedics in an urban emergency medical services system. Ann Emerg Med 37:32–37
18. Reynolds JC, Lawner BJ (2012) Management of the post-cardiac arrest syndrome. J Emerg Med 42:440–449
19. Williams GR Jr, Spencer FC (1958) The clinical use of hypothermia following cardiac arrest. Ann Surg 148:462–468
20. Group THaCAS (2002) Mild therapeutic hypothermia to improve the neurologic outcome after cardiac arrest. N Engl J Med 346:549–556
21. Bernard SA, Gray TW, Buist MD et al (2002) Treatment of comatose survivors of out-of-hospital cardiac arrest with induced hypothermia. N Engl J Med 346:557–563
22. Nolan JP, Morley PT, Vanden Hoek TL et al (2003) Therapeutic hypothermia after cardiac arrest: an advisory statement by the advanced life support task force of the International Liaison Committee on Resuscitation. Circulation 108:118–121
23. American Heart Association (2005) 2005 American Heart Association guidelines for cardiopulmonary resuscitation and emergency cardiovascular care. Circulation 112:IV1–203
24. Nielsen N, Wetterslev J, Cronberg T et al (2013) Targeted temperature management at 33 degrees C versus 36 degrees C after cardiac arrest. N Engl J Med 369:2197–2206
25. Kluge S (2014) Pressemitteilung der DGIIN zum Temperaturmanagement nach Reanimation. Med Klin Intensivmed Notfmed 109:145
26. Busch M, Soreide E, Lossius HM et al (2006) Rapid implementation of therapeutic hypothermia in comatose out-of-hospital cardiac arrest survivors. Acta Anaesthesiol Scand 50:1277–1283
27. Holzer M, Mullner M, Sterz F et al (2006) Efficacy and safety of endovascular cooling after cardiac arrest: cohort study and Bayesian approach. Stroke 37:1792–1797

28. Janata A, Holzer M (2009) Hypothermia after cardiac arrest. Prog Cardiovasc Dis 52:168–179
29. Becker LB (2004) New concepts in reactive oxygen species and cardiovascular reperfusion physiology. Cardiovasc Res 61:461–470
30. Kilgannon JH, Jones AE, Shapiro NI et al (2010) Association between arterial hyperoxia following resuscitation from cardiac arrest and in-hospital mortality. JAMA 303:2165–2171
31. Siemkowicz E (1981) Hyperglycemia in the reperfusion period hampers recovery from cerebral ischemia. Acta Neurol Scand 64:207–216
32. Oksanen T, Skrifvars MB, Varpula T et al (2007) Strict versus moderate glucose control after resuscitation from ventricular fibrillation. Intensive Care Med 33:2093–2100
33. Finfer S, Chittock DR, Su SY et al (2009) Intensive versus conventional glucose control in critically ill patients. N Engl J Med 360:1283–1297
34. Daviaud F, Dumas F, Demars N et al (2014) Blood glucose level and outcome after cardiac arrest: insights from a large registry in the hypothermia era. Intensive Care Med 40:855–862
35. Roine RO, Kaste M, Kinnunen A et al (1990) Nimodipine after resuscitation from out-of-hospital ventricular fibrillation. A placebo-controlled, double-blind, randomized trial. JAMA 264:3171–3177
36. Longstreth WT Jr, Fahrenbruch CE, Olsufka M et al (2002) Randomized clinical trial of magnesium, diazepam, or both after out-of-hospital cardiac arrest. Neurology 59:506–514
37. Group BRCTIS (1986) Randomized clinical study of thiopental loading in comatose survivors of cardiac arrest. Brain Resuscitation Clinical Trial I Study Group. N Engl J Med 314:397–403
38. Jastremski M, Sutton-Tyrrell K, Vaagenes P et al (1989) Glucocorticoid treatment does not improve neurological recovery following cardiac arrest. Brain Resuscitation Clinical Trial I Study Group. JAMA 262:3427–3430
39. Damian MS, Ellenberg D, Gildemeister R et al (2004) Coenzyme Q10 combined with mild hypothermia after cardiac arrest: a preliminary study. Circulation 110:3011–3016
40. Sunde K, Pytte M, Jacobsen D et al (2007) Implementation of a standardised treatment protocol for post resuscitation care after out-of-hospital cardiac arrest. Resuscitation 73:29–39
41. Krumholz A, Stern BJ, Weiss HD (1988) Outcome from coma after cardiopulmonary resuscitation: relation to seizures and myoclonus. Neurology 38:401–405

Med Klin Intensivmed Notfmed 2015 ·
110:159–167
DOI 10.1007/s00063-015-0008-0
Eingegangen: 11. Dezember 2014
Überarbeitet: 23. Januar 2015
Angenommen: 27. Januar 2015
Online publiziert: 26. März 2015
© Springer-Verlag Berlin Heidelberg 2015

Redaktion
U. Janssens, Eschweiler
M. Joannidis, Innsbruck
K. Mayer, Gießen

C. Mosch · M. Eikermann
Institut für Forschung in der Operativen Medizin (IFOM), Universität Witten/Herdecke, Köln, Deutschland

Rolle der evidenzbasierten Medizin in der Intensivmedizin

Zusammenfassung

Die evidenzbasierte Medizin (EbM) spielt in der intensivmedizinischen Behandlung eine wichtige Rolle. Neben der individuellen ärztlichen Expertise und den jeweiligen Patientenpräferenzen stellt die aktuelle wissenschaftliche Studienevidenz ein wesentliches Entscheidungskriterium für die Wahl der geeigneten Diagnostik- und Therapieverfahren dar. Um aus den Studienergebnissen jedoch die richtigen Schlüsse ziehen zu können, ist einerseits eine zielgerichtete Recherche der relevanten Literatur notwendig. Zudem müssen eine adäquate Einschätzung der Biasrisiken und eine Interpretation der dargestellten Endpunkte erfolgen. Darüber hinaus können geeignete Publikationsformate die Übersicht über die vorhandene Evidenz erleichtern und die Implementierung des Studienwissens in den Klinikalltag unterstützen.

Schlüsselwörter

Evidenzbasierte Praxis · Intensivmedizin · Krisenintervention · Entscheidungsfindung · Bias

Lernziele

Nach Lektüre dieses Beitrags

- ist Ihnen bekannt, dass evidenzbasierte Informationen auch in der Intensivmedizin eine gesicherte Entscheidungsfindung hinsichtlich der Auswahl geeigneter Diagnose- und Therapieverfahren unterstützen;
- wissen Sie, dass hierfür aus den verfügbaren wissenschaftlichen Studienergebnissen ein adäquates Fazit unter Berücksichtigung möglicher Bias- und Verzerrungspotenziale gezogen werden muss;
- können Sie eine klinische Frage mithilfe des sog. PICO-Schemas recherchieren;
- sind Sie in der Lage, Studienergebnisse kritischer zu hinterfragen;
- haben Sie einen Überblick über studienzusammenfassende Formate gewonnen.

Hintergrund

Evidenzbasierte Medizin unterstützt mit unabhängiger und systematisch aggregierter Studienevidenz die individuelle ärztliche Expertise

Die Berücksichtigung der evidenzbasierten Medizin („evidence-based medicine", EbM) ist auch in der intensivmedizinischen Behandlung von zentraler Bedeutung. Sie unterstützt mit unabhängiger und systematisch aggregierter Studienevidenz die individuelle ärztliche Expertise und die jeweiligen Patientenpräferenzen und trägt maßgeblich zu einer **gesicherten Entscheidungsfindung** in der Wahl von geeigneten Diagnostik- und Therapieverfahren bei (s. ◘ **Abb. 1**; [1]). Um ein verlässliches Fazit und eine angemessene Interpretation von Studienergebnissen zu erhalten, ist es notwendig, die Vorgehensweise zur Erhebung dieser Daten zu analysieren und zu bewerten. Neben einer geeigneten Fragestellung, Durchführung und Auswertung der Studie muss zudem eine adäquate Übertragbarkeit der Ergebnisse in den klinischen Alltag gewährleistet sein. Die Methoden der EbM ermöglichen hierbei eine standardisierte Beurteilung der einzelnen Verfahren und somit eine gesicherte Entscheidungsfindung.

PICO-Schema

Die jeweilige klinische Frage muss in ein recherchierbares Format übersetzt werden

Zur Identifikation der externen Evidenz, d. h. der aktuell besten verfügbaren Erkenntnisse aus klinischen Studien, ist es notwendig, dass die jeweilige klinische Frage in ein recherchierbares Format übersetzt wird. Dies gelingt mithilfe des sog. PICO-Schemas. Hierfür erfolgt eine präzise Definition des jeweiligen Patienten und Krankheitsbilds (P – „patient"), der zu betrachtenden diagnostischen oder therapeutischen Methode (I – „intervention") sowie der relevanten Vergleichsinterventionen etablierten Methode (C – „comparison"). Zudem führt eine Festlegung der interessierenden und gut messbaren Endpunkte (O – „outcomes") zu einer sehr präzisen Fragestellung und kann das Auffinden **relevanter Literatur** in elektronischen Datenbanken, wie z. B. Medical Literature Analysis and Retrieval System Online (MEDLINE) oder Excerpta Medica Database (EMBASE) vereinfachen. Das PICO-Schema wird weiterhin verwendet, um geeignete Einschlusskriterien für die Auswahl der relevanten Publikationen aus allen durch die Suche identifizierten Publikationen festzulegen.

Role of evidence-based medicine in intensive care

Abstract
Evidence-based medicine (EBM) plays an important role in intensive care. Along with the individual expertise of the attending physician and the preferences of the respective patient, recent study evidence is an important decision criterion when choosing the appropriate diagnostic and therapeutic procedures. Both a target-orientated literature search and adequate evaluation of the risk of bias as well as interpretation of the depicted outcomes are necessary to be able to draw the right conclusions from study results. Furthermore, proper publication formats might facilitate the synopsis of the available evidence and support the implementation of this knowledge in routine clinical work.

Keywords
Evidence-based practice · Intensive care · Critical care · Decision making · Bias

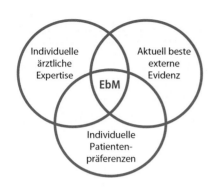

Biasformen

Nach Recherche der jeweiligen Literatur müssen die
darin aufgezeigten Ergebnisse und Schlussfolgerungen
hinsichtlich ihrer Erhebungsmethodik kritisch betrachtet werden. Die Planung und Durchführung einer klinischen Studie birgt diverse Gefahren systematischer
Fehler (sog. Bias) in sich. So kann z. B. eine willkürliche Auswahl an Studienprobanden zu einer Ungleichheit zwischen 2 zu vergleichenden Behandlungsgruppen
(„selection bias") und somit zu einer Fehlinterpretation
und Überschätzung der aufgezeigten Behandlungseffekte führen. Diese **systematische Verzerrung** wird in kontrollierten Studien durch eine randomisierte, d. h. zufällige und für alle Beteiligte nicht vorhersehbare verdeckte Zuteilung („allocation concealment") an
Patienten zu den Studiengruppen vermieden.

Des Weiteren kann eine Ungleichbehandlung der Gruppen über die eigentliche Studienintervention hinaus ebenfalls zu einer ungewollten Verschiebung des Effekts und damit der finalen Resultate
führen („performance bias"). Eine **Verblindung**, d. h. Maßnahmen zum Verbergen der Gruppenzugehörigkeit, des Behandelnden, der Patienten und möglichst auch der datenerhebenden Personen,
sollte diese ungewollte Beeinflussung der Ergebnisse verhindern.

Doch auch die Messung („detection bias") oder das selektive Berichten der gemessenen Endpunkte („reporting bias") können zu Falscheinschätzungen von Studienergebnissen führen.

Die Planung und Durchführung einer klinischen Studie birgt diverse Gefahren systematischer Fehler in sich

Eine Ungleichbehandlung der Gruppen über die Studienintervention hinaus kann zu einer ungewollten Verschiebung des Effekts führen

Effektmaße als Vergleichsmaße

Neben der bloßen Angabe der Häufigkeit der beobachteten Ereignisse können die Resultate von Vergleichsgruppen therapeutischer Studien anhand unterschiedlicher Effektmaße angegeben werden.
Diese **statistischen Kenngrößen** beziffern hierbei die Wahrscheinlichkeit des Eintritts eines definierten Endpunkts nach einer vorherigen Therapie.

Betrachtet man z. B. die Behandlung eines akuten Herzinfarkts mittels eines innovativen Thrombolytikums (TL) im Vergleich zur herkömmlichen Behandlung mit Heparin (Hep), so zeigen sich
in der Häufigkeit des Endpunkts „Tod nach Behandlung" deutliche Unterschiede (s. **4-Felder-Tafel**,
◘ **Tab. 1**).

Da jedoch die Patientenanzahl zwischen den beiden Gruppen differiert, muss das sog. absolute Risiko (AR) berechnet werden, um die Ergebnisse vergleichen und die Wirksamkeit bewerten zu
können.

$$AR_{TL} = \frac{\textit{Anzahl der verstorbenen Patienten nach Behandlung mit dem innovativen Thrombolytikum}}{\textit{Anzahl aller mit dem innovativen Thrombolytikum behandelten Patienten}}$$

$$= \frac{31}{477} = 0,0650$$

$$AR_{Hep} = \frac{\textit{Anzahl der verstorbenen Patienten nach Behandlung mit dem herkömmlichen Heparin}}{\textit{Anzahl aller mit dem herkömmlichen Heparin behandelten Patienten}}$$

$$= \frac{29}{225} = 0,1289$$

Aufgrund der sehr viel geringeren Sterblichkeit von 6,50 % nach Therapie mit dem innovativen
Thrombolytikum gegenüber 12,89 % nach Gabe des herkömmlichen Wirkstoffs lässt sich anhand der absoluten Risiken sehr einfach ein Vorteil zugunsten des neuen Präparats erkennen. Die
absolute Risikoreduktion ($ARR = AR_{Hep} - AR_{TL} = 0,1289 - 0,0650 = 0,0639$) verdeutlicht dies nochmals.

Tab. 1 Behandlung eines akuten Herzinfarktes mittels eines innovativen Thrombolytikums im Vergleich zur herkömmlichen Behandlung mit Heparin

	Überleben nach Behandlung	Tod nach Behandlung	Summe
Innovatives Thrombolytikum	446	31	477
Herkömmliches Heparin	196	29	225
Summe	642	60	702 (gesamte Stichprobe)

Der relative Wirkungsunterschied lässt sich anhand des relativen Risikos quantitativ darstellen

Der relative Wirkungsunterschied lässt sich anhand eines 2. Effektmaßes quantitativ darstellen: dem relativen Risiko (RR). Diese Kennzahl wird mithilfe des Quotienten aus dem AR des innovativen Wirkstoffs (AR_{TL}) und dem AR der bisherigen Standardbehandlung (AR_{Hep}) berechnet:

$$RR = AR_{TL}/AR_{Hep} = \frac{0,0650}{0,1289} = 0,5043 = 50,43\%$$

Mithilfe des RR zeigt sich in einer einzigen Maßzahl, der sog. **relativen Risikoreduktion** (RRR = 1-RR = 0,4957), dass das Risiko zu Versterben durch das innovative Präparat nahezu halbiert wird.

Sowohl die absoluten als auch die relativen Risikoangaben müssen jedoch immer im jeweiligen Kontext betrachtet werden. Ist die Mortalität einer etablierten Behandlung bereits sehr niedrig, dann bringt eine RRR von 50 % einen eher geringen Vorteil zugunsten der neuen und möglicherweise kostenintensiveren Therapie. Dies kann ohne Angabe der absoluten Werte zu einer Fehlinterpretation der Ergebnisse führen.

Eine weitere Maßzahl für die Darstellung der Größe eines Wirkungsunterschieds ist die **Odds Ratio** (OR). In Interventionsstudien stellt sie dar, wievielmal höher die Chance von Behandelten im Vergleich zu einer Behandlung mit der bisherigen Standardtherapie oder einer Nichtbehandlung ist, durch eine innovative Therapie zu überleben. Analog hierzu beziffert sie in Beobachtungsstudien das Chancenverhältnis von exponierten vs. nichtexponierten Personen (z. B. beatmete vs. nichtbeatmete Patienten), an einer bestimmten Krankheit (Pneumonie) zu erkranken. Zur Berechnung der OR werden die Quotienten aus den sog. Odds (Chancen) „Wahrscheinlichkeit des Eintretens eines Ereignisses" (AR für eine Pneumonie) und dessen „Gegenwahrscheinlichkeit" (1−AR für eine Pneumonie; d. h. AR, keine Pneumonie zu entwickeln) gebildet:

$$Odds_{beatmet} = AR_{Pneumonie} / \left(1 - AR_{Pneumonie}\right) = \frac{0,11}{\left(1 - 0,11\right)} = 0,1236$$

$$Odds_{nichtbeatmet} = AR_{Pneumonie} / \left(1 - AR_{Pneumonie}\right) = \frac{0,03}{\left(1 - 0,03\right)} = 0,0309$$

Die Odds Ratio als Quotient dieser beiden Odds beträgt daher 0,0309 / 0,1236 = 4,0. Dies bedeutet, dass die Chance zur Entwicklung einer Pneumonie bei den beatmeten Patienten 4-mal so hoch wie bei den nichtbeatmeten liegt, wohingegen eine OR = 1 keinen Unterschied und eine OR < 1 gar einen protektiven Effekt der Exposition Beatmung zeigen würde.

Bewertung diagnostischer Tests

Durch die Definition von Schwellenwerten wird die Differenzierung unterschiedlicher Zustände in diagnostischen Tests möglich

Neben der Wahl der Therapieverfahren ist in der intensivmedizinischen Versorgung eine verlässliche Diagnostik notwendig, zumal aus den daraus getroffenen Erkenntnissen häufig eine unmittelbare Therapieentscheidung resultiert. Um bei diagnostischen Tests unterschiedliche messbare Zustände entdecken zu können, müssen vorab Schwellenwerte definiert werden, die eine Differenzierung der Zustände erst möglich macht. Das Vorliegen einer metabolischen Acidose beispielsweise kann nur mithilfe des Blut-pH-Werts über oder unter der Schwelle von 7,36 nachgewiesen werden. Um einen Test hinsichtlich seiner Eignung bewerten zu können, stehen unterschiedliche **Kenngrößen** zur Verfügung. Die *Sensitivität* eines Tests beschreibt die bedingte Wahrscheinlichkeit, dass beim tatsächlichen Vorliegen einer Acidose diese durch den Test auch erkannt wird [P(T + |K +)]. Die *Spe-*

Tab. 2 Bewertung diagnostischer Tests am Beispiel von metabolischer Acidose: Sensitivität = A3 / A1 , Spezifität = B2 / B3

	Test positiv (T +)	Test negativ (T −)	Summe
Acidotisch (K +)	A1	A2	A3
Nichtacidotisch (K −)	B1	B2	B3
Summe	C1	C2	C3 (gesamte Stichprobe)

zifität hingegen zeigt die Genauigkeit bei der Zuordnung der gesunden nichtacidotischen Patienten zu einem negativen Testergebnis [P(T-|K-)].

Auch hier lassen sich diese Güteparameter anhand einer 4-Felder-Tafel sehr einfach berechnen (◘ **Tab. 2**).

Diese beiden Kenngrößen spielen insbesondere in der Auswahl und der Empfehlung diagnostischer Verfahren eine wichtige Rolle. Im klinischen Alltag liegt das Testergebnis zumeist schon vor und es folgt die Frage, inwieweit dieses Ergebnis verlässlich ist. Hierfür können die Vorhersagewerte berechnet werden. Der positiv-prädiktive Wert (PPW) zeigt die Wahrscheinlichkeit auf, dass der Blut-pH-Wert des Patienten bei einem positiven Testergebnis auch tatsächlich unter 7,36 liegt [P(K+|T +)] und analog hierzu zeigt der negativ-prädiktive Wert (NPW), wie wahrscheinlich bei negativer Testung keine Acidose vorliegt [P(K-|T-)]. Die Berechnung der Vorhersagewerte erfolgt ebenfalls über die 4-Felder-Tafel:

$$PPW = \frac{A1}{C1}$$

$$NPW = \frac{B2}{C2}$$

Darüber hinaus muss ein diagnostischer Test in der Routineanwendung zu zuverlässigen Ergebnissen führen, unabhängig davon, wer die Messung wann durchführt. Die sog. **Reliabilität** beschreibt hierbei die Verlässlichkeit eines Tests, dass die jeweiligen Ergebnisse unter vergleichbaren Rahmenbedingungen replizierbar sind und sich möglichst nur durch real existierende Abweichungen unterscheiden. Dies gilt sowohl bei mehrfachen Messungen durch eine einzelne Person („intra-rater reliability") oder auch durch unterschiedliche, in ihrer Messkompetenz jedoch vergleichbare Personen („inter-rater reliability").

Zusammenfassung klinischer Studienergebnisse

Täglich werden alleine in der elektronischen Datenbank MEDLINE (Medical Literature Analysis and Retrieval System Online) etwa 75 Primärstudien publiziert [2]. Um eine exakt definierte Fragestellung studienübergreifend zu betrachten, fassen systematische Übersichtsarbeiten (**„systematic reviews"**) diese einzelnen Studienergebnisse strukturiert zusammen. Im Gegensatz zu narrativen Übersichtsarbeiten, die lediglich einen beispielhaften Ausschnitt der verfügbaren Evidenz aufzeigen, berücksichtigen „systematic reviews" grundlegende Kriterien in ihrer Erstellung, um als verlässliche Entscheidungsgrundlage für die Routinebehandlung genutzt werden zu können. Nach Durchführung einer systematischen Literaturrecherche erfolgt auf Basis vorab definierter Einschlusskriterien eine Selektion der identifizierten Treffer anhand des Titels und der Zusammenfassung (Abstract), ehe diese Kriterien im Volltext geprüft werden. Alle eingeschlossenen Primärstudien müssen anschließend anhand geeigneter Instrumente bezüglich ihrer methodischen Qualität und interner Validität (Risiko systematischer Verzerrungen im Studiendesign und -durchführung) bewertet und ihre wesentlichen Studienergebnisse systematisch zusammenfassend dargestellt werden. Sofern die zugrunde liegenden Daten geeignet sind, können die Studienergebnisse gruppiert nach einzelnen Endpunkten in Form einer **Metaanalyse** in einer einzelnen gepoolten Maßzahl (z. B. OR) zusammengefasst werden. Diese Möglichkeit wird durch Einflussfaktoren, wie z. B. die Studienqualität oder die Vergleichbarkeit der Studienteilnehmer, bestimmt und kann bei größeren Abweichungen zwischen den einzelnen Erhebungen aufgrund einer Heterogenität der Daten die Erstellung einer Metaanalyse verhindern.

Eingeschlossene Primärstudien werden anhand geeigneter Instrumente bezüglich ihrer methodischen Qualität und internen Validität bewertet

Tab. 3	Stufenklassifikation nach dem AWMF-Regelwerk (nach [4])
Stufe	**Art der Empfehlung**
S1	Handlungsempfehlungen von Expertengruppen mit Konsensfindung in einem informellen Verfahren.
S2k	Konsensbasierte Leitlinie mit einer strukturierten Konsensfindung durch ein repräsentatives Gremium (Leitlinienanwender, Patientenvertreter etc.)
S2e	Evidenzbasierte Leitlinie mit einer systematischen Literaturrecherche, einer Studienselektion und einer methodischen Studienbewertung
S3	Evidenz- und konsensbasierte Leitlinie mit einer systematischen Literaturrecherche, einer Studienselektion, einer methodischen Studienbewertung und einer strukturierten Konsensfindung (Konsenskonferenz, Delphi-Verfahren etc.)

AWMF Arbeitsgemeinschaft der Wissenschaftlichen Medizinischen Fachgesellschaften.

Eine Sonderstellung der „systematic reviews" nehmen die sog. Cochrane-Reviews ein. Angegliedert an die thematisch zugehörige **Cochrane-Gruppe** werden hier nach präzisen methodischen Vorgaben des Cochrane Handbook zumeist nur sehr hochwertige Primärstudien (in der Regel randomisierte kontrollierte Studien, RCT) eingeschlossen und zusammengefasst. Damit soll eine möglichst hohe Validität und Verlässlichkeit der Ergebnisse gewährleistet werden [3].

Als weiterführenden Schritt der Evidenzsynthese finden sich seit einiger Zeit auch „overviews" („systematic reviews of reviews"). Hierbei sind 2 grundlegende Zielrichtungen zu unterscheiden. Einerseits kann ein „overview" mehrere „systematic reviews" zu einer einzelnen PICO-Fragestellung zusammenfassen (z. B. intravenöse Gabe von Hydroxyethylstärke vs. von isotoner Kochsalzlösung bei septischem Schock). Alternativ können darin sämtliche Übersichtsarbeiten aller auf eine Einzelindikation bezogenen Behandlungsoptionen gesammelt werden (z. B. sämtliche Maßnahmen zur Behandlung eines blutungsbedingten Volumenmangels).

Anwendung der Studienergebnisse in der Routinebehandlung

Nach der Identifikation und kritischen Bewertung der Literatur stellt sich jedoch die Frage, wie der einzelne Arzt und Behandler die darin aufgezeigten Resultate in die Routinebehandlung übernehmen kann. Hierbei ist zu bedenken, dass die Ergebnisse einer klinischen Studie zumeist durch das jeweilige Studiensetting beeinflusst werden und im Klinikalltag abweichen können. Aus diesen Gründen unterscheidet man in der Bewertung einer Intervention die Wirksamkeit einer Behandlung in dieser „künstlich erzeugten Studiensituation", die „efficacy", von der Wirksamkeit im Behandlungsalltag („effectiveness"). Erst in der Routineanwendung zeigen sich möglicherweise Einflussfaktoren (persönlicher Lebensstil, Einhaltung der Therapie, Nebenerkrankungen etc.), die in der Studiendurchführung nicht bedacht wurden oder nicht auftraten und somit zu einer Anpassung der Studienergebnisse führen können.

Bei der Bewertung einer Intervention unterscheidet man die Wirksamkeit einer Behandlung in der Studiensituation bzw. im Alltag

Ein praktikables Instrument zur Übertragung und Anwendung valider Studienergebnisse stellen klinische **Behandlungsleitlinien** dar. Die unterschiedlichen Entwicklungsstufen von Leitlinien werden in Deutschland von der Arbeitsgemeinschaft der Wissenschaftlichen Medizinischen Fachgesellschaften (AWMF) definiert, die die Leitlinienentwicklung koordiniert (◻ **Tab. 3**).

Je nach Entwicklungsstufe führen die Leitlinien systematisch zusammengestellte und hinsichtlich ihrer Validität bewertete Studienergebnisse mit der Praxiserfahrung klinischer Experten (und ggf. der Patientenpräferenzen) zusammen und legen so den aktuellen medizinisch-wissenschaftlichen Kenntnisstand in Form von konsentierten **Handlungsempfehlungen** zu definierten Versorgungsproblemen dar. Um diese übergreifenden Handlungsempfehlungen in einen klinik- oder stationsspezifischen Kontext zu stellen, können sie als klinische Behandlungspfade („clinical pathways") präzisiert und an die jeweiligen Erfordernisse und Gegebenheiten angepasst werden.

Internetadressen

Mithilfe der im Folgenden angegebenen Internetadressen sind weitere Informationen zu finden.
- Das Deutsche Cochrane Zentrum: www.cochrane.de
- Deutsches Netzwerk Evidenzbasierte Medizin e. V.: www.ebm-netzwerk.de
- Arbeitsgemeinschaft der Wissenschaftlichen Medizinischen Fachgesellschaften: www.awmf.org

Fazit für die Praxis

- Die evidenzbasierte Medizin als Grundlage des medizinischen Handelns ist auch aus der intensivmedizinischen Versorgung nicht wegzudenken.
- Nur wenn die persönliche Erfahrung und Expertise gemeinsam mit einer verlässlichen Studienevidenz und den Zielen des Patienten zusammengebracht werden, kann eine optimale Behandlungsstrategie aufgezeigt werden. Dies setzt neben einer ständigen Aktualisierung des eigenen Wissens auch einen informierten und entscheidungswilligen Patienten voraus.
- Insbesondere im Hinblick auf die ständige Ausweitung des medizinischen Wissens und der Adaption wissenschaftlicher Erkenntnisse in den Behandlungsalltag stellt die evidenzbasierte Medizin methodische Grundlagen zur Verfügung, um eine zusammenfassende und verständliche Informationsgewinnung zu ermöglichen.

Korrespondenzadresse

C. Mosch
Institut für Forschung in der Operativen Medizin (IFOM)
Universität Witten/Herdecke, Ostmerheimer Str. 200 (Haus 38), 51109 Köln
christoph.mosch@uni-wh.de

Einhaltung ethischer Richtlinien

Interessenkonflikt. C. Mosch und M. Eikermann geben an, dass keine Interessenkonflikte bestehen.

Dieser Betrag beinhaltet keine Studien an Menschen oder Tieren.

Literatur

1. Sackett DL, Rosenberg WM, Gray JA et al (1996) Evidence based medicine: what it is and what it isn't. BMJ (Clinical research ed.) 312:71–72
2. Bastian H, Glasziou P, Chalmers I (2010) Seventy-five trials and eleven systematic reviews a day: how will we ever keep up? PLoS Med 7:e1000326
3. Murad MH, Montori VM, Ioannidis JP et al (2014) How to read a systematic review and meta-analysis and apply the results to patient care: users' guides to the medical literature. JAMA 312:171–179
4. AWMF-Regelwerk Leitlinien: Stufenklassifikation. www.awmf.org/leitlinien/awmf-regelwerk/ll-entwicklung/awmf-regelwerk-01-planung-und-organisation/po-stufenklassifikation.html. Zugegriffen: 06. März 2015

Med Klin Intensivmed Notfmed 2015 ·
110:231–241
DOI 10.1007/s00063-015-0026-y
Eingegangen: 3. Februar 2015
Überarbeitet: 8. März 2015
Angenommen: 12. März 2015
Online publiziert: 18. April 2015
© Springer-Verlag Berlin Heidelberg 2015

Redaktion
U. Janssens, Eschweiler
M. Joannidis, Innsbruck
K. Mayer, Gießen

D. Wastl[1] · K. Helwig[2] · C. F. Dietrich[1]

[1] Zentrum für Innere Medizin; Medizinische Klinik II, Klinik für Gastroenterologie, Onkologie und Stoffwechselkrankheiten, Caritas-Krankenhaus Bad Mergentheim, Bad Mergentheim, Deutschland
[2] Medizinische Klinik III, Klinik für Pneumologie und Onkologie, Hochtaunus-Kliniken, Bad Mergentheim, Deutschland

Untersuchungskonzepte und Untersuchungsabläufe in der Notfallsonographie

Zusammenfassung

Charakteristischerweise kann die Notfallsonographie als Point-of-Care-Diagnostik dazu dienen, dem Leitsymptom angepasst schnell und sicher Diagnosen zu bestätigen oder auszuschließen. Zu diesem Zweck haben sich standardisierte Vorgehensweisen etabliert, die sich in dem erweiterten fokussierten Assessment mit Sonographie nach Trauma (E-FAST) und in der fokussierten echokardiographischen Evaluation während Life Support („focused echo entry level", FEEL) wiederfinden.

Die Echoskopie beschreibt die Point-of-Care-Diagnostik am Patientenbett. Mit ihr lassen sich einfache Fragestellungen (ja/nein) am Patientenbett beantworten und Verlaufskontrollen ohne logistischen Aufwand realisieren. Die Point-of-Care-Sonographie eignet sich nicht zur Beantwortung differenzierter Fragestellungen und stellt keine Konkurrenz zur herkömmlichen standardisierten Ultraschalldiagnostik dar.

Schlüsselwörter

Notfälle · Notfallmedizin · Trauma · Bettseitige Testung · Kardiale Bildgebung

Lernziele

Nach der Lektüre dieses Beitrags
- kennen Sie die in der Notfallmedizin relevanten sonographischen Untersuchungskonzepte,
- sind Ihnen die die einzelnen Organe betreffenden Untersuchungschritte bekannt,
- sind Sie mit der Echoskopie und fokussierten Untersuchung vertraut,
- können Sie die Notwendigkeit der Echoskopie in der jeweiligen klinischen Situation einschätzen.

Hintergrund

Notfallsonographie ist eine zwischen den Fachgebieten vermittelnde interdisziplinäre Methode, die, ähnlich der EKG- bzw. Laboruntersuchung, zur Klärung von Begleitumständen dient. Die Sonographie in der Notfallmedizin stellt ein diagnostisches Hilfsmittel dar, das an Bedeutung gewonnen hat und weiterhin zunehmend gewinnen wird. In der Hand des Geschulten ist sie ein probates Mittel, Differenzialdiagnosen in Betracht zu ziehen oder zu widerlegen. Notfallsonographie ist die Beantwortung gezielter Fragen durch standardisierte Abläufe.

Allerdings birgt die Sonographie die Gefahr, dass sich der Untersucher in der Suche nach Details verliert. Für den Notfallpatienten kann dann wertvolle Zeit verloren gehen, die diesem Patientengut jedoch fehlt. In den letzten Jahren wurden Konzepte entwickelt, die versuchen, eine Balance zwischen Zeitdruck und einer möglichst genauen Untersuchung herzustellen [1, 2, 3, 4].

Wesentliches Merkmal der Sonographie im Notfall ist es, dass sie nicht in einem Ultraschalllabor stattfindet, zu dem der Patient erst gebracht werden muss. Heute ist es mithilfe mobiler Geräte möglich, die Untersuchung in der Präklinik, während des Transports durch den Notarzt, durchzuführen [5, 6, 7]. Gerade aus dem Schockraum und dessen Abläufen ist das Ultraschallgerät nicht mehr wegzudenken [4, 8, 9]. Somit besteht die Chance, schon vor oder kurz nach dem Erreichen der Klinik wertvolle Informationen zu gewinnen, die den Aufenthalt in der Notaufnahme verkürzen und zu einem Zeitgewinn für den Notfallpatienten führen können.

Der Begriff Echoskopie bezeichnet die Nutzung des Ultraschalls zur Beantwortung einer fokussierten Fragestellung am Patientenbett. Dabei können mobile Ultraschallgeräte, ähnlich einem Stethoskop, aus der Kitteltasche heraus angewendet werden. Einfache Fragestellungen sind so bettseitig während der körperlichen Untersuchung zu beantworten, ohne dass es zu einer Unterbrechung der Untersuchung oder einem Vertagen der Diagnostik auf einen späteren Zeitpunkt kommen muss [10, 11, 12, 13].

> **Notfallsonographie ist die Beantwortung gezielter Fragen durch standardisierte Abläufe**

> **Echoskopie bezeichnet die Nutzung des Ultraschalls zur Beantwortung einer fokussierten Fragestellung am Patientenbett**

Examination concepts and procedures in emergency ultrasonography

Abstract

As a point-of-care tool, emergency sonography has the potential to rule out or to confirm a diagnosis in the context to the leading symptom of critically ill persons. Extended focused assessment with sonography for trauma (E-FAST) and focused echo entry level (FEEL) are examples of algorithms that have been developed for this purpose.

Echoscopy is another form of point-of-care sonography that is used at the bedside. It helps to answer simple questions (yes/no) and allows follow-up examinations to be made with little effort. Point-of-care sonography does not compete with normal standardized sonography because it is not able to answer medical questions in a sophisticated manner.

Keywords

Emergencies · Life support care · Trauma · Bedside testing · Cardiac imaging techniques

Untersuchungsabläufe und -konzepte

Ein medizinischer Notfall zeichnet sich dadurch aus, dass er sich mit einem **Leitsymptom** präsentiert. Dementsprechend ist der Notfallmediziner in seinem ersten Schritt bemüht, eine dem Leitsymptom angepasste orientierende Anamnese und Untersuchung durchzuführen.

Verschiedene sonographische Untersuchungskonzepte haben sich in den letzten Jahren etabliert, die ebenfalls das Ziel haben, sich an Leitsymptomen zu orientieren. Nach Trauma hat sich durchgesetzt, das sog. fokussierte Assessment mit Sonographie nach Trauma (FAST) anzuwenden. Dagegen hat sich für den Fall einer Reanimation die fokussierte echokardiographische Evaluation während Life Support (**FEEL**) etabliert [1, 2, 7, 8, 9, 14, 15, 16]. Auf die beiden Konzepte soll nun im näheren eingegangen werden.

Nach Trauma hat sich die Anwendung des sog. fokussierten Assessments mit Sonographie nach Trauma (FAST) durchgesetzt

FAST

Die in der Notfallmedizin gängigen Konzepte zur Versorgung eines Patienten nach physikalischem Trauma basieren auf dem ABCDE-Konzept. Dieses Konzept zielt auf eine schnelle Beurteilung und ggf. Optimierung der

- Atemwege (A = „airway"),
- Belüftung/Beatmung (B = „breathing"),
- Zirkulation (C = „circulation"),
- neurologischen Situation (D = „disability") und
- orientierenden Beurteilung des restlichen Körperstatus (E = „exposition").

Die FAST-Untersuchung wird dabei zur Beurteilung der Kreislaufsituation herangezogen. Ziel ist es, frühzeitig Blutungen in die großen Körperhöhlen zu detektieren, bevor sich diese klinisch bemerkbar machen [4, 9, 14, 15, 16, 17].

Die FAST-Untersuchung wird zur Beurteilung der Kreislaufsituation herangezogen

Etabliert ist dieses Vorgehen in den Schockraumabläufen der Krankenhäuser. Durch die Anwendung mobiler Ultraschallgeräte ist es zudem möglich geworden, diese Untersuchung am Unfallort oder auf dem Transport durchzuführen. Die Herausforderung des Notarztes besteht allerdings darin, die sich ergebenden **Zeitfenster** für die Ultraschalluntersuchung zu nutzen, damit das Prinzip der „golden hour of trauma" nicht verletzt wird. Des Weiteren sollten die Untersuchungsergebnisse bei taktischen Überlegungen, wie z. B. bei der Auswahl der Zielklinik, gewürdigt werden [5, 6, 7, 14].

Ziel der Untersuchung ist es, mit **standardisierten Abläufen** freie Flüssigkeit im Abdomen auszuschließen. Wird die Untersuchung um den Brustkorb und das Herz erweitert, wird sie als „extended FAST" (E-FAST) bezeichnet [3, 4, 8, 9, 15, 16].

E-FAST ermöglicht die frühzeitig Detektion von Blutungen in Körperhöhlen.

Als technische Voraussetzungen sind Ultraschallköpfe mit ausreichender Eindringtiefe, die in der Lage sind, die abdominellen Strukturen darzustellen, vonnöten. Bei FAST sollte der Ultraschall also eher im niederfrequenten Bereich liegen, wie es **Curved-array-Schallköpfe** leisten können. Mit ihnen kann die Untersuchung auch auf das Herz und den Thorax ausgeweitet werden, da es primär um den Ausschluss von Flüssigkeitsansammlungen geht [18].

E-FAST ermöglicht die frühzeitige Detektion von Blutungen in Körperhöhlen

Der Untersucher muss sich im Klaren darüber sein, dass eine Blutung ein dynamischer Prozess ist. Somit stellt ein negativer Nachweis von freier Flüssigkeit nicht automatisch einen Ausschluss einer Blutung dar. Bei Verschlechterung der hämodynamischen Situation muss die Untersuchung wiederholt werden, allerdings macht dann ein wiederholt negativer Untersuchungsbefund eine Blutung unwahrscheinlich [9].

Aufgrund dynamischer Prozesse bedeutet ein negativer Nachweis von freier Flüssigkeit nicht den Ausschluss einer Blutung

Wird die FAST-Untersuchung komplett durchgeführt, ist sie der Computertomographie (CT) nicht unterlegen. Mit der Durchführung des kompletten Algorithmus gelingt der Nachweis von geringeren Mengen Flüssigkeit eher, als dies mit der Untersuchung von nur einem Punkt aus möglich wäre. Dies gilt es, auch in stressigen Notfallsituationen unbedingt zu beachten [8, 15, 17].

Die Untersuchung sollte möglichst in Rückenlage durchgeführt werden. Ist dies nicht möglich, sind die physikalischen Eigenschaften von Luft und Flüssigkeit zu berücksichtigen. Wird der Thorax und das Herz mit einbezogen, eignet sich ein kraniokaudaler Untersuchungsablauf. Dabei wird zunächst der Thorax im Seitenvergleich untersucht. Die **Ultraschalleindringtiefe** sollte nach Möglichkeit niedrig gewählt werden. Der Schallkopf sollte mediaklavikulär im 3./4. Interkostalraum so angesetzt werden, dass 2 Rippen und die Pleuralinie sichtbar sind. Der Schallkopf sollte dabei von

Die FAST-Untersuchung sollte möglichst in Rückenlage durchgeführt werden.

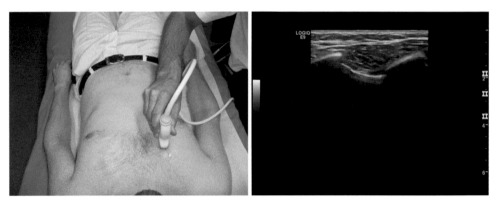

Abb. 1 ▲ Schallkopfposition Thorax rechts, mit Normalbefund. Im Sonogramm (*rechts*) ist links und rechts der Schallschatten der Rippen. In der Mitte ist unterhalb der Muskulatur die Pleura zu sehen

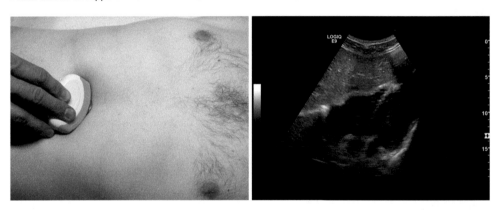

Abb. 2 ▲ Schallkopfposition subxiphoidal (Herz, Perikard)

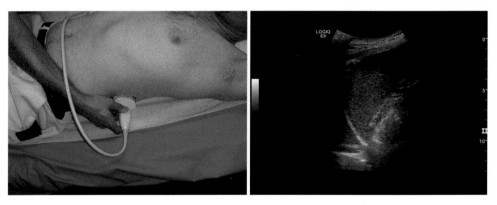

Abb. 3 ▲ Schallkopfposition 8./9. Interkostalraum hintere Axillarlinie. Normalbefund von Lunge, Milz und Niere in einem Sonogramm (*rechts*)

kranial nach kaudal und nach lateral geschwenkt werden, da so die diagnostische Sicherheit erhöht wird (◻ **Abb. 1**).

Falls ausreichend Zeit vorhanden ist und die technischen Voraussetzungen gegeben sind, kann auch der **M-Mode** zu Hilfe genommen werden, um evtl. einen Pneumothorax erkennen zu können; die differenzierte Lungensonographie und Pneumothoraxdiagnostik sind allerdings nicht Gegenstand in diesem Artikel [3, 18, 19].

Für die Untersuchung des Perikards wird der Schallkopf subxiphoidal angesetzt. Danach wird der Schallkopf kranial in Richtung Schulter geschwenkt, wobei auf eine ausreichende Ultraschalleindringtiefe geachtet werden muss. Ziel ist es, den 4-Kammer-Blick des Herzens darzustellen, um einen Perikarderguss ausschließen zu können ([18]; ◻ **Abb. 2**).

Der Untersuchung der thorakalen Abschnitte schließt sich die eigentliche FAST-Untersuchung mit der Beurteilung des Abdomens an. Zunächst wird der Schallkopf im Bereich des 8. bis 10. Inter-

Mithilfe des 4-Kammer-Blicks des Herzens kann ein Perikarderguss ausgeschlossen werden

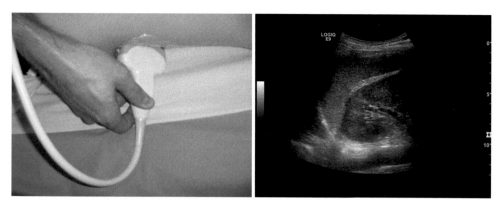

Abb. 4 ▲ Kippbewegung zur Darstellung von Niere und Koller-Pouch

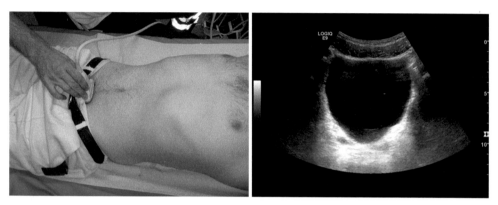

Abb. 5 ▲ Schallkopfposition zur Darstellung des retrovesikalen Raums. Normalbefund bei spärlich gefüllter Blase

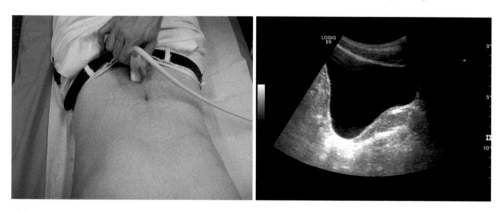

Abb. 6 ▲ Schallkopfpositon Längsschnitt zu Beurteilung des retrovesikalen Raums

kostalraums auf die hintere Axillarlinie aufgesetzt. Der Schallkopf sollte längs im Interkostalraum zu liegen kommen. In diesem Schnitt ist der **Recessus costodiaphragmaticus** zusammen mit dem Zwerchfell und der Leber sichtbar. Durch Schwenken des Ultraschallkopfs kann im Recessus costodiaphragmaticus, aber auch subphrenisch freie Flüssigkeit ausgeschlossen werden. Ist dies erfolgt, wird der Schallkopf durch Parallelverschiebung nach kaudal soweit bewegt, bis die Niere sichtbar wird. Durch Rotation und Kippbewegung wird neben der Niere auch die Leber sichtbar gemacht und so der **Morison-Pouch** nach freier Flüssigkeit untersucht. Beide Untersuchungsgänge werden auf der kontralateralen Seite wiederholt. Hier nennt sich der Raum zwischen Milz und Niere Koller-Pouch ([18]; ◼ **Abb. 3 und 4**).

Mit dem Ziel, freie Flüssigkeit sowohl um die Blase als auch im kleinen Becken auszuschließen, wird der Schallkopf längs über die Symphyse aufgesetzt. Dargestellt werden sollte der Abschnitt zwischen Blase und Rektum (mit Uterus oder Prostata). Durch Rotation des Schalkopfs in die Längsachse und Kippbewegungen in diesem Bereich können Flüssigkeitsansammlungen lateral der Blase ausgeschlossen werden ([18]; ◼ **Abb. 5, 6**).

Der Raum zwischen Milz und Niere wird Koller-Pouch genannt

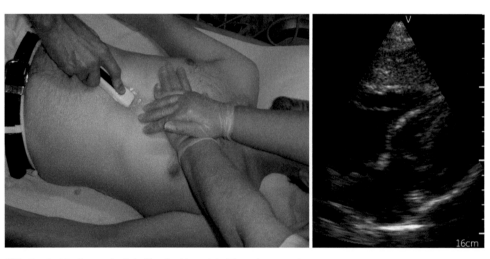

Abb. 7 ▲ Positionierung des Schallkopfs während der Thoraxkompression

FEEL

Während einer Reanimation empfiehlt das European Resuscitation Council den Ausschluss der sog. 4 H (Hypoxie, Hypovolämie, Hypothermie, Hypo-/Hyperkaliämie) und 4 T (Thrombose, Spannungspneumothorax, Perikardtamponade, Intoxikation).

Die FEEL-Untersuchung hat zum Ziel, eine Hypovolämie, eine kardiale Thrombose, eine akute Rechtsherzbelastung und eine Perikardtamponade auszuschließen. Die Kunst des Untersuchers besteht darin, die Sonographie so in den Reanimationsablauf einzubetten, dass dieser nicht unterbrochen wird. Vor allem die **Thoraxkompression** darf nur so kurz wie möglich (max. 10 Sekunden) unterbrochen werden ([1, 2, 20]; ◻ **Abb. 7**).

Für die Untersuchung wird der Sektorschallkopf gewählt. Die Voreinstellungen entsprechen denen einer normalen Echokardiographie. Die Untersuchungslage ist durch die Reanimationssituation vorgegeben. Lageveränderungen des Patienten zur Optimierung der Bildqualität müssen unterlassen werden, da ansonsten die Thoraxkompression ineffektiv wird. Während des gesamten Reanimationsablaufs ist eine gute Kommunikation für ein Gelingen entscheidend. Dementsprechend muss der Untersucher das Team über die geplante Sonographie informieren und bekanntgeben, zu welchem Zeitpunkt des **Reanimationszyklus** die Untersuchung eingebettet wird. Aufgrund der Situation wird eine Analyse im B-Mode durchgeführt und auf weitere funktionelle Analysen verzichtet [18].

Es bietet sich an, das Herz zunächst von subxiphoidal anzuloten. Wie bei FAST wird der Schallkopf in einem flachen Winkel in Richtung der linken Schulter geschwenkt (◻ **Abb. 2**). Zur Darstellung kommt der 4-Kammer-Blick. Durch Rotation kann auch ein 2-Kammer-Blick (linker Vorhof und linker Ventrikel) dargestellt werden. Durch Kippen des Schallkopfs nach dorsokaudal kann die V. cava beurteilt werden (◻ **Abb. 8**). Dieser Schnitt ist wichtig, um den Volumenstatus abschätzen zu können [21].

Alternativ kann die Untersuchung um den apikalen 4-Kammer-Blick und die parasternale lange sowie kurze Achse erweitert werden, insbesondere, wenn es nicht gelingen sollte, das Herz dazustellen. Allerdings gilt es, einige Einschränkungen zu beachten. In Rückenlage sind diese Schnitte häufig mit einer deutlich schlechteren Bildqualität vergesellschaftet. Es kann auch passieren, dass das Herz durch die Rückenlage gar nicht zur Darstellung kommt. Die Thoraxkompression darf auch in dieser Situation auf keinen Fall unnötig lange unterbrochen werden. Dies gilt es auch zu berücksichtigen, wenn sich der Untersucher entschließt, die Untersuchung von dem **subxiphoidalen Schnitt** auf die anderen Schnitte zu erweitern. Die Schallkopfpositionen für den apikalen 4-Kammer-Blick und die parasternalen Schnittbilder entsprechen denen der standardisierten Echokardiographie [18].

Eine akute Rechtsherzbelastung kann vermutet werden, wenn der rechte Ventrikel dilatiert ist. Der rechte Ventrikel bildet dabei die Herzspitze. Normalerweise ist der rechte Ventrikel deutlich kleiner als der linke Ventrikel und nimmt nicht an der Bildung der Herzspitze teil. Eine paradoxe Septumbewegung in Richtung des linken Ventrikels während der Systole spricht ebenfalls für eine akute Rechts-

Der Reanimationsablauf soll durch die gleichzeitige Durchführung der FEEL-Sonographie nicht unterbrochen werden

Die Untersuchungslage ist durch die Reanimationssituation vorgegeben

Mit Beurteilung der V. cava kann der Volumenstatus abgeschätzt werden

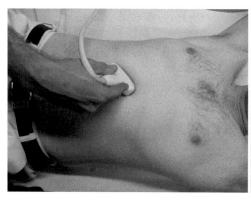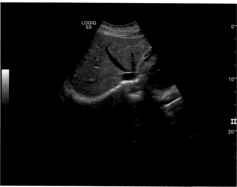

Abb. 8 ▲ Schallkopfposition zur Darstellung des Lebervenensterns, der V. cava, des Perikards und von Teilen der rechtskardialen Abschnitte

herzbelastung („D-sign"). Die Darstellung einer akuten Rechtsherzbelastung lässt eine Lungenembolie als Ursache des Herz-Kreislauf-Stillstands vermuten, ist aber nicht beweisend.

Der Volumenstatus wird anhand der V. cava beurteilt. Zu achten ist darauf, ob diese atemvariabel ist oder kollabiert [18, 20, 21, 22].

Echoskopie

Der Begriff Echoskopie bezeichnet laut European Federation of Societies of Ultrasound in Medicine and Biology (EFSUMB) die Nutzung des Ultraschalls zur Beantwortung einer fokussierten **Point-of-Care-Fragestellung** am Patientenbett. Insbesondere kleine und mobile Ultraschallgeräte eignen sich besonders gut für dieses Konzept, da sie vom Untersucher in der Kitteltasche mitgeführt werden können. Stellt sich ein Patient beispielsweise mit Flankenschmerzen vor, so kann nach der Testung des Flankenklopfschmerzes gleich die Sonographie angeschlossen werden, um einen Harnstau oder eine Nephrolithiasis ausschließen zu können. Die Echoskopie eignet sich hervorragend dazu, Verlaufskontrollen am Patientenbett durchzuführen [10, 11]. So muss der Patient nicht extra in das Ultraschalllabor gebracht werden, um die Frage zu beantworten, wieviel Aszites oder Pleuraerguss im Vergleich zum Vortag vorhanden sind. Die Frage kann noch während der Visite beantwortet werden. Dies spart Zeit und Ressourcen.

Der Untersuchungsgang, die Lage des Patienten, die Schallkopfauswahl (falls dies mit einem mobilen Gerät möglich ist) und die Auswahl des **Ultraschallprogramms** richten sich nach der Fragestellung. Die möglichen vornehmbaren Einstellungen sind dabei gering. Es wird in der Regel auf eine Voreinstellung für das jeweilige Organsystem zugegriffen. Der Untersucher kann dann lediglich die Helligkeit und die Untersuchungstiefe einstellen.

Ziel ist auch hier, eine der Situation angepasste Untersuchung vorzunehmen. Die Beantwortung detaillierter Fragen sollte in einem Ultraschalllabor mit hochauflösenden Geräten und einem standardisierten Untersuchungsgang erfolgen. Hauptsächlich werden qualitative Ja-/Nein-Fragen, wie z. B. nach einem Harnstau, beantwortet, aber auch die Größe des zu untersuchenden Organs kann bestimmt werden. Streng genommen stellen FAST und FEEL Formen der Echoskopie dar.

In der zentralen Notaufnahme oder für den Notarzt eignet sich die Echoskopie für eine Ersteinschätzung des Leitsymptoms und der Notfallsituation. Hiernach kann dann die Entscheidung gefällt werden, welche weiteren diagnostischen Schritte (zusätzliche Laborwerte, differenzierte Sonographie, CT-Diagnostik) notwendig sind.

Die Dokumentation der Echoskopie erfolgt zusammen mit der täglich bei Visite durchgeführten fokussierten körperlichen Untersuchung in der Patientenakte. Die Untersuchung kann unter einer fortlaufenden Nummer, die ebenfalls in der Patientenakte dokumentiert wird, gespeichert werden.

Ausbildung der Untersucher

Bei FAST, FEEL und Echoskopie wird vorausgesetzt, dass der Untersucher bereits die Grundzüge der Abdomensonographie und der Echokardiographie beherrscht. Zusätzlich muss der Untersucher soweit fortgeschritten sein, dass er die allgemeinen **Blickdiagnosen** zügig erkennt und einzuordnen

Die Darstellung einer akuten Rechtsherzbelastung lässt eine Lungenembolie als Ursache des Herz-Kreislauf-Stillstands vermuten

Die Echoskopie eignet sich hervorragend für Verlaufskontrollen am Patientenbett

Mit Echoskopie werden hauptsächlich qualitative Ja-/Nein-Fragen beantwortet

Die Dokumentation der Echoskopie erfolgt in der Patientenakte

weiß. Dies setzt neben der Ultraschallerfahrung auch einen klinischen Erfahrungsschatz voraus. Zum Erlernen von FAST und FEEL werden Kurse angeboten.

Weitere Konzepte

Neben den bereits dargestellten Konzepten, die sich auf die Notfallsituation beziehen, kann jedes Organ leitsymptombezogen untersucht werden. Die Untersuchungslage des Patienten, die Schallkopfauswahl und die Schallkopfpositionierung richten sich dabei nach der Fragestellung und unterscheiden sich nicht von denen einer normalen Sonographie. Auch hier gilt es, detaillierte Fragestellungen zu einem anderen Zeitpunkt zu beantworten.

Die Notfallechokardiographie befasst sich mit qualitativen und quantitativen Fragestellungen

Für kardiologische Fragestellungen, insbesondere zur Diagnostik der Aortendissektion und bei der Erfassung von infarktassoziierten Komplikation, hat die deutsche Gesellschaft für Kardiologie kürzlich Empfehlungen zur Notfallechokardiographie herausgegeben, auf die hier verwiesen wird [22]. Die notwendigen Anforderungen an den Untersucher, aber auch an die Untersuchung selbst gehen hierbei über die der Point-of-Care-Sonographie im Notfall hinaus, da sich die Notfallechokardiographie mit qualitativen und quantitativen Fragestellungen befasst. Dementsprechend muss der Untersucher in der Echokardiographie ausführlich geschult und mit den umfassenden Pathologien vertraut sein. Hierbei ist es möglich, dass sich mobile Geräte, die in die Kitteltasche passen, als ungeeignet herausstellen, da sie nicht über eine Dopplerfunktion verfügen. Zur Vertiefung der Notfallechokardiographie verweisen die Autoren auf weiterführende Literatur [25, 26].

Zum Nachweis von Pleuraergüssen können die dorsalen Lungenabschnitte beim sitzenden Patienten untersucht werden

Zur Sonographie von Lunge und Pleura empfiehlt es sich, den Thorax in **8 Quadranten** einzuteilen. Auf jeder Thoraxhälfte befinden sich 4 Quadranten, auf eine Hälfte bezogen 2 Quadranten ventral und 2 lateral. Der Schallkopf wird jeweils senkrecht auf den Thorax aufgebracht, sodass 2 Rippen mit entsprechenden Schallschatten zur Darstellung kommen, in deren Mitte sich die Pleuralinie befindet (sog. Fledermauszeichen oder „bat sign"). Im weiteren Untersuchungsgang kann der Schallkopf in den Interkostalraum hinein rotiert werden. Durch Schwenken kann die Genauigkeit der Untersuchung erhöht werden. Um die Suche nach Pleuraergüssen erfolgreich zu gestalten, können auch die dorsalen Abschnitte beim sitzenden Patienten untersucht werden. Für die Durchführung der Untersuchung eignen sich die Nutzung eines Curved-Array-Schallkopf sowie ein Linearschallkopf. Die Eindringtiefe des Ultraschalls muss nicht besonders tief sein [18].

Bezüglich der Krankheitsbilder und Interventionen wird auf entsprechende weiterführende Literatur verwiesen [23, 24].

Fazit für die Praxis

- Die Notfallsonographie orientiert sich an Leitsymptomen. Dabei verzichtet sie auf die Beantwortung detaillierter Fragen. Die Notfallsonographie stellt somit eine Point-of-Care-Untersuchung dar.
- In der Notfallmedizin hilft FAST bei der Beurteilung nach dem ABCDE-Schema, die Kreislaufsituation abzuschätzen. In der Klinik ist sie dabei in feste (Schockraum-)Abläufe integriert. Im Notarztdienst muss sie in den Ablauf der Rettung einbettet werden, ohne diese zu verzögern und ohne dass es standardisierte Konzepte gibt.
- FEEL hilft, während einer Reanimation das Herz zu beurteilen und um relevante Ursachen für die Reanimationssituation auszuschließen. Auch diese Untersuchung darf den Reanimationsablauf nicht behindern und somit nicht mehr als 10 s in Anspruch nehmen.
- Echoskopie bezeichnet die Nutzung des Ultraschalls zur Beantwortung einer fokussierten Point-of-Care-Fragestellung am Patientenbett. FAST und FELL fallen streng genommen unter diesen Sammelbegriff.
- Die Echoskopie kann den Alltag in der Notaufnahme oder während der Visite durch die schnelle und unkomplizierte Beantwortung einfacher sonographischer Fragestellungen vereinfachen und ökonomisieren.

Korrespondenzadresse

Prof. Dr. C. F. Dietrich
Zentrum für Innere Medizin; Medizinische Klinik II, Klinik für Gastroenterologie, Onkologie und Stoffwechselkrankheiten
Caritas-Krankenhaus Bad Mergentheim, Uhlandstr. 7, 97980 Bad Mergentheim
christoph.dietrich@ckbm.de

Einhaltung ethischer Richtlinien

Interessenkonflikt. D. Wastl, K. Helwig und C.F. Dietrich geben an, dass kein Interessenkonflikt besteht.

Dieser Beitrag beinhaltet keine Studien an Menschen oder Tieren.

Literatur

1. Breitkreutz R, Price S, Steiger HV, Seeger FH, Ilper H, Ackermann H et al (2010) Focused echocardiographic evaluation in life support and peri-resuscitation of emergency patients: a prospective trial. Resuscitation 81(11):1527–1533
2. Breitkreutz R, Walcher F, Seeger FH (2007) Focused echocardiographic evaluation in resuscitation management: concept of an advanced life support-conformed algorithm. Crit Care Med 35(5 Suppl):S150–S161
3. Lichtenstein D (2012) Fluid administration limited by lung sonography: the place of lung ultrasound in assessment of acute circulatory failure (the FALLS-protocol). Expert Rev Respir Med 6(2):155–162
4. Moylan M, Newgard CD, Ma OJ, Sabbaj A, Rogers T, Douglass R (2007) Association between a positive ED FAST examination and therapeutic laparotomy in normotensive blunt trauma patients. J Emerg Med 33(3):265–271
5. Kirschning T, Brenner F, Stier M, Weber CF, Walcher F (2009) Pre-hospital emergency sonography of trauma patients. Anaesthesist 58(1):51–60
6. Knudsen L, Sandberg M (2011) Ultrasound in pre-hospital care. Acta Anaesthesiol Scand 55(4):377–378
7. Walcher F, Weinlich M, Conrad G, Schweigkofler U, Breitkreutz R, Kirschning T et al (2006) Prehospital ultrasound imaging improves management of abdominal trauma. Br J Surg 93(2):238–242
8. Ma OJ, Mateer JR (1997) Trauma ultrasound examination versus chest radiography in the detection of hemothorax. Ann Emerg Med 29(3):312–315

9. Natarajan B, Gupta PK, Cemaj S, Sorensen M, Hatzoudis GI, Forse RA (2010) FAST scan: is it worth doing in hemodynamically stable blunt trauma patients? Surgery 148(4):695–700
10. Moore CL, Copel JA (2011) Point-of-care ultrasonography. N Engl J Med 364(8):749–757
11. Barreiros AP, Cui XW, Ignee A, De Molo C, Pirri C, Dietrich CF (2014) EchoScopy in scanning abdominal diseases: initial clinical experience. Z Gastroenterol 52(3):269–275
12. Piscaglia F, Dietrich CF, Nolsoe C, Gilja OH, Gaitini D (2013) Birth of echoscopy. The EFSUMB point of view. Ultraschall 34(1):92
13. Dietrich CF (2014) Ultraschall in der Lehre, ein kleiner Atlas der Echoskopie. Gastroenterologie Up2Date 10:279–294
14. Schellhaas S, Breitkreutz R (2012) Basics of emergency ultrasound. Praxis (Bern 1994) 101(18):1153–1160
15. Sisley AC, Rozycki GS, Ballard RB, Namias N, Salomone JP, Feliciano DV (1998) Rapid detection of traumatic effusion using surgeon-performed ultrasonography. J Trauma 44(2):291–296
16. Von Kuenssberg JD, Stiller G, Wagner D (2003) Sensitivity in detecting free intraperitoneal fluid with the pelvic views of the FAST exam. Am J Emerg Med 21(6):476–478
17. Branney SW, Wolfe RE, Moore EE, Albert NP, Heinig M, Mestek M et al (1995) Quantitative sensitivity of ultrasound in detecting free intraperitoneal fluid. J Trauma 39(2):375–380
18. Miches G, Jaspers N (2014) Notfallsonographie. Springer Verlag, Berlin

19. Dietrich CF, Mathis G, Cui XW, Ignee A, Hocke M, Hirche TO (2015) Ultrasound of the Pleurae and Lungs. Ultrasound Med Biol 41(2):351–365
20. Campo dellÓrto M, Hamm C, Rolf A, Dill T, Seeger FH, Walcher F et al (2010) Echokardiographie als Wegweiser in der Peri-Reanimation. Kardiologie 4(5): 407:424
21. Nagdev AD, Merchant RC, Tirado-Gonzalez A, Sisson CA, Murphy MC (2010) Emergency department bedside ultrasonographic measurement of the caval index for noninvasive determination of low central venous pressure. Ann Emerg Med 55(3):290–295
22. Hagendorff A, Tiemann K, Simonis G (2013) Empfehlungen zur Notfallechokardiographie. Kardiologe 8:45–64
23. Dietrich CF, Nuernberg D (2014) Interventional ultrasound. Thieme Publisher, Stuttgart
24. Dietrich CF, Nuernberg D (2011) Interventionelle Sonographie. Thieme, Stuttgart
25. Hoffmann R (2013) Sinnvolle Diagnostik in der Notaufnahme – Echokardiographie. Med Klin Intensivmed Notfmed 108:209–213
26. Schmidt J et al (2012) Echocardiography in emergency admissions. Recognition of cardiac low-output failure. Med Klin Intensivmed Notfmed 107(7):571–581

Med Klin Intensivmed Notfmed 2015 · 110:379–396
DOI 10.1007/s00063-015-0047-6
Online publiziert: 30. Mai 2015
© Springer-Verlag Berlin Heidelberg 2015

Redaktion
U. Janssens, Eschweiler
M. Joannidis, Innsbruck
K. Mayer, Gießen

B.A. Leidel[1] · T. Lindner[2] · S. Wolf[3] · V. Bogner[4] · A. Steinbeck[5] · N. Börner[6] · C. Peiser[6] · H.J. Audebert[7] · P. Biberthaler[8] · K.-G. Kanz[8]

[1] Interdisziplinäre Rettungsstelle, Campus Benjamin Franklin, Charité – Universitätsmedizin Berlin
[2] Chirurgische Rettungsstelle, Campus Virchow Klinikum, Charité – Universitätsmedizin Berlin
[3] Klinik für Neurochirurgie, Charité – Universitätsmedizin Berlin
[4] Klinik für Allgemeine, Unfall-, Hand- und Plastische Chirurgie, Campus Innenstadt, Klinikum der Universität München
[5] Pädiatrische Intensivmedizin, Campus Großhadern, Klinikum der Universität München
[6] Klinik für Pädiatrie, Campus Virchow Klinikum, Charité – Universitätsmedizin Berlin
[7] Klinik und Hochschulambulanz für Neurologie, Campus Benjamin Franklin, Charité – Universitätsmedizin Berlin
[8] Klinik und Poliklinik für Unfallchirurgie, Klinikum rechts der Isar, Technische Universität München

Leichtes Schädel-Hirn-Trauma bei Kindern und Erwachsenen

Diagnostische Herausforderungen in der Notfallaufnahme

Zusammenfassung

Das leichte Schädel-Hirn-Trauma (SHT) ist eines der häufigsten Verletzungsbilder in Notfallaufnahmen und birgt besondere Herausforderungen. Einerseits sind relevante Verletzungsfolgen selten, andererseits gibt es Fälle, bei denen verzögert oder gar nicht erkannte Verletzungen fatale Konsequenzen nach sich ziehen. Das initial meist unauffällige klinische Erscheinungsbild korreliert häufig nicht mit dem Verletzungsausmaß. Säuglinge und kleine Kinder sind aufgrund ihrer noch fehlenden oder erst beginnenden kognitiven und sprachlichen Entwicklung oftmals schwierig einzuschätzen, besonders für im Umgang mit dieser Altersgruppe nichterfahrene Untersucher. Etablierte Checklisten für klinische Risikofaktoren einer intrakraniellen Verletzung bei Kindern und Erwachsenen ermöglichen allerdings die differenzierte und rationale Indikationsstellung zur Computertomographie des Schädels. Relevante Verletzungsfolgen können so sicher erkannt und zugleich eine unnötige Strahlenbelastung vermieden werden.

Schlüsselwörter

Gehirnverletzungen · Diagnostische bildgebende Untersuchung · Glasgow Coma Scale · Strahlendosis

Dieser Beitrag erschien ursprünglich in der Zeitschrift *Der Unfallchirurg* 2015 · 118:53–70.
doi 10.1007/s00113-014-2704-2. Die Teilnahme an der zertifizierten Fortbildung ist nur einmal möglich.

Lernziele

Nach der Lektüre dieses Beitrags …
- kennen Sie die Definition und Bedeutung des leichten Schädel-Hirn-Traumas (SHT).
- können Sie die Bedeutung und die Grenzen der Glasgow Coma Scale (GCS) einschätzen.
- können Sie sinnvolle, altersabhängige diagnostische Vorgehensweisen bei leichtem SHT unter Berücksichtigung etablierter Risikofaktoren beschreiben.
- sind Sie mit diagnostischen Besonderheiten des leichten SHT bei Säuglingen und Kindern vertraut.
- sind Sie in der Lage, typische initiale Fehleinschätzungen zu vermeiden und die vorhandenen limitierten Ressourcen sinnvoll einzusetzen.

Hintergrund

Das Schädel-Hirn-Trauma (SHT) stellt die **häufigste unfallbedingte Todesursache** der unter 45-Jährigen dar. In Deutschland werden jährlich ca. 270.000 Patienten mit SHT dokumentiert, von denen 70.000 das 16. Lebensjahr noch nicht vollendet haben. Insgesamt besteht allerdings bei 9 von 10 SHT nur eine leichte Verletzungsform [1]. Bis zu 15% der Patienten mit leichtem SHT und einem Summen-Score der Glasgow Coma Scale (GCS) von 15 Punkten bei der initialen Untersuchung weisen eine zerebrale Läsion in der nativen kraniellen Computertomographie (CCT) auf [2]. Von diesen erfordert zwar nur knapp jeder 10. Patient eine neurochirurgische Intervention, aber 5–15% aller Patienten mit leichtem SHT geben noch ein Jahr nach dem Unfall Beschwerden an [1, 2]. Etwa

> **Bis zu 15% der Patienten mit leichtem SHT und einer GCS von 15 Punkten weisen eine zerebrale Läsion in der nativen CCT auf**

Mild head injury in children and adults.
Diagnostic challenges in the emergency department

Abstract
Mild head injuries are one of the most frequent reasons for attending emergency departments and are particularly challenging in different ways. While clinically important injuries are infrequent, delayed or missed injuries may lead to fatal consequences. The initial mostly inconspicuous appearance may not reflect the degree of intracranial injury and computed tomography (CT) is necessary to rule out covert injuries. Furthermore, infants and young children with a lack of or rudimentary cognitive and language development are challenging, especially for those examiners not familiar with pediatric care. Established check lists of clinical risk factors for children and adults regarding traumatic brain injuries allow specific and rational decision-making for cranial CT imaging. Clinically important intracranial injuries can be reliably detected and unnecessary radiation exposure avoided at the same time.

Keywords
Brain injuries · Diagnostic imaging · Glasgow coma scale · Radiation dosage

200.000 Patienten mit leichtem SHT werden in Deutschland jährlich stationär aufgenommen. Die Prognose nach SHT ist u. a. von der frühzeitigen, primären Diagnosestellung und adäquaten Behandlung abhängig. Ökonomisch betrachtet summieren sich die geschätzten gesellschaftlichen Gesamtkosten aus direkten und indirekten Kosten bei Patienten mit SHT in Deutschland auf jährlich ca. 2,8 Mrd. € [3].

Ein leichtes SHT kann sowohl durch direkte Gewalteinwirkung infolge eines Schlags oder Anpralls als auch durch indirekte Gewalt infolge von Akzeleration/Dezeleration im Rahmen einer rasanten Beschleunigung mit Richtungsänderung hervorgerufen werden. Äußere Verletzungsfolgen am Kopf müssen dabei nicht zwangsläufig auftreten. Insbesondere wird ein SHT in 25–30% der Misshandlungsfälle von Kindern in den ersten 3 Lebensjahren beobachtet [4, 5].

Im klinischen Alltag stellt das leichte SHT eine relevante Herausforderung dar, weil das initiale Erscheinungsbild des Patienten oft nicht mit dem Ausmaß der intrakraniellen Verletzungsfolgen korreliert [2, 5, 6]. Unauffällig erscheinende Patienten können maßgebliche intrakranielle Verletzungsfolgen aufweisen oder in der Folge entwickeln. Zu spät oder gar nicht erkannte Verletzungsfolgen können fatale Konsequenzen nach sich ziehen. Die initiale klinische Beurteilung von Patienten mit leichtem SHT ist zudem häufig durch eine **begleitende Intoxikation** erschwert, deren Folgen sich nicht per se von denen einer intrakraniellen Läsion unterscheiden lassen oder in Kombination auftreten können. Auch eine Sprachbarriere oder neurologische Grunderkrankung wie beispielsweise eine Demenz kann die klinische Untersuchung maßgeblich erschweren. Säuglinge und Kleinkinder sind auch aufgrund ihrer noch fehlenden oder erst beginnenden kognitiven und sprachlichen Entwicklung oftmals schwierig einzuschätzen, insbesondere für im Umgang mit Säuglingen und Kleinkindern nichterfahrene Untersucher.

Ein geeignetes diagnostisches Konzept zum **standardisierten Vorgehen** bei Patienten mit Verdacht auf leichtes SHT kann sowohl das Risiko dauerhafter Gesundheitsschäden durch nicht oder zu spät erkannte Verletzungsfolgen senken als auch die Inanspruchnahme personeller und apparativer Ressourcen wie CCT oder stationäre Behandlung zur neurologischen Überwachung reduzieren. Für Patienten bedeutet dies eine Steigerung der Behandlungsqualität, eine Reduzierung der Strahlenbelastung durch bildgebende Verfahren und eine Verkürzung der Behandlungszeit. Für Behandelnde kann das Risiko, relevante Verletzungen nicht oder nur verspätet zu erkennen, gesenkt werden und evtl. spätere Vorwürfe eines Behandlungsfehlers vermeiden helfen. Für die Gesundheits- und Sozialversicherungssysteme können durch den rationalen Einsatz der Ressourcen primäre Kosten gesenkt und sekundäre Aufwendungen für Folgen verspätet oder nichterkannter Verletzungen reduziert werden [6, 7, 8].

Definition

International existiert keine einheitliche Definition des leichten SHT. In der wissenschaftlichen Literatur werden im Zusammenhang mit dem leichten SHT verschiedene Begriffe verwendet, meist „concussion", „mild traumatic brain injury (TBI)", „minor TBI", „minimal TBI", „grade I TBI", „class I TBI" and „low-risk TBI". Sogar die Begriffe „head" und „brain" werden abwechselnd und austauschend verwendet, obwohl Kopfverletzung und Hirnverletzungen (SHT) 2 voneinander eigenständige Krankheitsbilder darstellen. Dabei unterscheidet die Hirnfunktionsstörung das SHT von der reinen Kopfverletzung ohne entsprechende Störung. Das SHT kann, muss aber nicht, mit äußerlich erkennbaren Verletzungsfolgen am Kopf einhergehen. Das leichte SHT beschreibt Verletzungsfolgen des Gehirns und nicht des Kopfes. **Funktionelle Störungen** des Gehirns können unterschiedlicher Art und Ausprägung sein und von einer initialen milden Benommenheit, Desorientierung oder Verwirrtheit bis zur kurzzeitigen kompletten Bewusstlosigkeit reichen. In der wissenschaftlichen Literatur werden als funktionelle Störungen im Rahmen eines leichten SHT meist die sehr ähnlichen Kriterien des American Congress of Rehabilitation Medicine sowie der US-amerikanischen Gesundheitsbehörde Centers for Disease Control and Prevention (CDC; ◩ **Tab. 1,** [9, 10]) zitiert.

Rein funktionelle Störungen des Gehirns im Rahmen eines SHT ohne bildgebend darstellbares morphologisch-strukturelles Korrelat wie die Gehirnerschütterung zählen ebenso zum leichten SHT wie intrakraniell nachweisbare Läsionen. Ein unauffälliges CCT schließt ein SHT nicht aus. Bereits Benommenheit, Desorientierung oder Verwirrtheit definiert im Zusammenhang mit einem auslösenden Ereignis das SHT. Die Definition des leichten SHT ist daher von außerordentlicher Bedeutung für das weitere diagnostische und therapeutische Vorgehen. Zugleich ist sie oft verwirrend,

> Ein SHT wird in 25–30% der Misshandlungsfälle von Kindern in den ersten 3 Lebensjahren beobachtet

> Die Hirnfunktionsstörung unterscheidet das SHT von der reinen Kopfverletzung

> Ein unauffälliges CCT schließt ein SHT nicht aus

da sie nicht konsentiert und international nicht einheitlich verwendet wird. Bezüglich der **Schweregradeinteilung** definieren die meisten Autoren aus historischen Gründen das leichte SHT funktionell über die GCS mit einem Summen-Score von 13 bis 15 Punkten.

Die historische Definition des SHT über einen kompletten Bewusstseinsverlusts wurde mittlerweile größtenteils verlassen, da einerseits viele Patienten auch ohne Bewusstlosigkeit relevante intrakranielle Läsionen aufweisen können und sich andererseits bei vielen Patienten mit Bewusstlosigkeit keine intrakraniellen Verletzungsfolgen nachweisen lassen [6, 11]. Intrakranielle Verletzungsfolgen ohne Bewusstlosigkeit treten insbesondere auch bei **Blutgerinnungsstörungen** auf, z. B. durch die Einnahme von direkten und indirekten oralen Antikoagulanzien oder Thrombozytenaggregationshemmern [6, 12, 13, 14]. Zudem lässt sich ein initialer, vorübergehender Bewusstseinsverlust oder eine daraus folgende Amnesie im praktischen Alltag in vielen Fällen nicht sicher erheben oder ausschließen. Dies gilt insbesondere dann, wenn fremdanamnestische Angaben nicht verfügbar sind, sich der betroffene Patient an eine Bewusstlosigkeit nicht erinnert oder z. B. infolge einer fortdauernden Bewusstseinsstörung, Intoxikation, Demenz oder Sprachbarriere nicht sicher beurteilt werden kann. Auch Säuglinge und Kleinkinder sind hinsichtlich eines Bewusstseinsverlusts oder einer Amnesie nicht verlässlich beurteilbar.

Tab. 1 Definition des leichten Schädel-Hirn-Traumas. (Nach [9, 10])
– Jeder Bewusstseinsverlust bis zu 30 min mit einem folgenden GCS-Score von 13 bis 15 Punkten
– Jede Amnesie bis 24-h-Dauer im Zusammenhang mit einem Unfall oder einer Verletzung
– Jede Bewusstseinsveränderung zum Unfallzeitpunkt, z. B. Benommenheitsgefühl, Desorientierung oder Verwirrtheit
– Beobachtete Zeichen anderer neurologischer oder neuropsychologischer Störungen im Zusammenhang mit einem Unfall oder einer Verletzung
GCS Glasgow Coma Scale.

Glasgow Coma Scale

Die Glasgow Coma Scale (GCS; ◘ **Tab. 2**) wurde ursprünglich 1974 von den Neurochirurgen Teasdale und Jennett lange vor der ubiquitären Verbreitung der CT zur standardisierten, verlässlicheren klinischen Einschätzung durch unterschiedliche Beobachter komatöser Erwachsener entwickelt. Heute zählt die GCS zu den weltweit am weitesten verbreiteten klinischen Scores. Ursprünglich bildete sie zur besseren prognostischen Einschätzung die Tiefe sowie Dauer von Bewusstseinsstörungen und Koma bei zerebralen Läsionen unterschiedlichster Kausalitäten ab. Hierzu zählten nicht nur Verletzungen, sondern beispielsweise auch Gefäßerkrankungen, Sepsis und metabolische Störungen. Die GCS sollte niemals eine detaillierte neurologische Untersuchung ersetzen. Vielmehr sollte die GCS die **regelmäßige Evaluierung** der betreffenden Patienten durch Ärzte und Pflegepersonal standardisieren, die meist weniger erfahrenen sind und im Tagesverlauf regelmäßig wechseln. Die GCS wurde nicht zur Diagnosestellung von leichten oder gar mittelschweren SHT vorgesehen, sondern war ein Hilfsmittel zur **klinischen Verlaufsbeurteilung** in einer Zeit ohne CCT [15]. Die Reliabilität und Validität der GCS bezüglich ihres prognostischen Werts nach SHT wird seit vielen Jahren kontrovers diskutiert. Als Störvariable gelten die geringe Übereinstimmung zwischen unterschiedlichen Anwendern, fehlerhafte Einschätzung durch unerfahrene Anwender, Einfluss von Begleitverletzungen/-erkrankungen und ungenaue Bedeutung des Summen-Score gegenüber den 3 Einzelkomponenten der GCS [16, 17, 18, 19]. Da sich der GCS-Summen-Score aus 120 Kombinationen der Einzelkomponenten „Augen öffnen", „verbale Reaktion" und „motorische Reaktion" zusammensetzt, sollten daher stets neben dem Summen-Score auch die Einzelkomponenten dokumentiert werden, z. B. GCS 13 (A3V4M6) Punkte. Auch Teasdale und Jennett selbst stellten den Summen-Score der von ihnen entwickelten GCS infrage und schrieben in einem Leserbrief 1983, dass die Aussagekraft des Summen-Score geringer sei als die der Einzelkomponenten. Daher würden in Glasgow auch stets die Einzelkomponenten erfasst (◘ **Tab. 2**).

Bei der Bewertung der GCS-Einzelkomponenten sind die originalen Definitionen zu beachten, um Fehleinschätzungen zu vermeiden. So gilt der Patient in der verbalen Komponente nur dann als orientiert, wenn er zu allen 4 Qualitäten (Person, Ort, Situation und Zeit) korrekt antwortet. Bezüglich der zeitlichen Orientierung reicht die Nennung von Jahr, Jahreszeit und Monat aus [15]. Ist der Patient zu einer der 4 Qualitäten nicht orientiert, gilt er definitionsgemäß als desorientiert und erhält nur 4 von insgesamt 5 möglichen Punkten in der verbalen Komponente (V4). Demgegenüber wird

Patienten können auch ohne Bewusstlosigkeit relevante intrakranielle Läsionen aufweisen

Die GCS sollte niemals eine detaillierte neurologische Untersuchung ersetzen

Neben dem Summen-Score sollten die Einzelkomponenten dokumentiert werden

Nur nach korrekter Antwort zu allen 4 Qualitäten der verbalen Komponente gilt der Patient als orientiert

Tab. 2 Glasgow Coma Scale für Erwachsene. (Nach [15])

Augen öffnen (A)	
4	Spontan
3	Auf Ansprache
2	Auf Schmerzreiz
1	Kein Öffnen
Verbale Reaktion (V)	
5	Orientiert
4	Verwirrt
3	Einzelne Worte
2	Unverständliche Laute
1	Keine Reaktion
Motorische Reaktion (M)	
6	Auf Aufforderung
5	Gezielt auf Schmerz
4	Ungezielte Abwehr
3	Beugesynergismus
2	Strecksynergismus
1	Keine Reaktion
15 Punkte maximaler Summenscore	

Insbesondere bei bewusstseinsgestörten Patienten mit abgeschlossener Sprachentwicklung kommt der motorischen Komponente die größte Bedeutung zu.

in der motorischen Komponente stets die beste Reaktion gewertet. Bewegt der Patient beispielsweise aufgrund einer Hemi- und/oder Paraparese lediglich die rechte obere Extremität auf Aufforderung, entspricht dies in der Komponente Motorik formell der vollen Punktzahl von 6 (M6). Daher sollten fokal-neurologische Defizite immer zusätzlich überprüft und beim weiteren Vorgehen berücksichtigt sowie dokumentiert werden, um beispielsweise keine Paraparese im Rahmen einer spinalen Verletzung oder eine Hemiparese im Rahmen eines akuten Schlaganfalls zu übersehen. Die Unterscheidung zwischen ungezielter Abwehr (M4) und Beugesynergismus (M3) ist laut Erstbeschreiber zwar oftmals schwierig, da beide als Beugung imponieren, bezüglich der Gesamteinschätzung aber meist nachrangig. Die ungezielte Abwehr unterscheidet sich vom Beugesynergismus durch die Bewegung in der Schulter. Während bei der ungezielten Abwehr (M4) eine Abduktion der Schulter imponiert, wird beim Beugesynergismus (M3) die Schulter adduziert. In beiden Fällen werden die oberen Extremitäten gebeugt und die unteren Extremitäten üblicherweise gestreckt mit Innenrotation der Füße. Beim Strecksynergismus (M2) werden die Schultern für gewöhnlich adduziert, innenrotiert und die oberen Extremitäten gestreckt mit Pronation der Unterarme.

Bei Erwachsenen und Kindern mit SHT korreliert die rein motorische Komponente der GCS sehr gut mit ihrem Summen-Score und übertrifft diesen sogar teilweise hinsichtlich Verletzungsschwere, Morbidität und Letalität [16, 20, 21, 22]. Die rein motorische Komponente wird allerdings unzuverlässig, wenn sie beispielsweise pharmakologisch, durch eine spinale Verletzung oder schlicht aufgrund mangelnder Compliance beeinträchtigt ist. Dennoch kann zur rascheren Ersteinschätzung die rein motorische Komponente der GCS hilfreich sein, wenn beispielsweise in überfüllten Notfallaufnahmen oder beim Massenanfall von Verletzten (MANV) die Zahl der zu evaluierenden Verletzten die vorhandenen Ressourcen überschreitet. Die rein motorische Komponente der GCS ist insbesondere bei Säuglingen und kleinen Kindern einfacher zu erheben. Die rein verbale Komponente korreliert teilweise besser mit im CCT nachweisbaren intrakraniellen Verletzungsfolgen, unabhängig von ihrer klinischen Bedeutung [22, 23].

In Abhängigkeit von Patientenalter, angeborenen Lernschwächen oder chronisch-neurologischen Erkrankungen (z. B. Demenz) kann die GCS bereits vor einem Unfallereignis reduziert imponieren und sollte entsprechend berücksichtigt werden. Die Anwendung der GCS bei Säuglingen und Kleinkindern weist v. a. aufgrund der fehlenden oder noch nicht abgeschlossenen kognitiven und sprachlichen Entwicklung Schwächen auf; international wird daher eine an das Alter angepasste GCS favorisiert (◘ **Tab. 3**; [23, 24, 25, 26]).

Fokal-neurologische Defizite immer zusätzlich prüfen

Die ungezielte Abwehr unterscheidet sich vom Beugesynergismus durch die Bewegung in der Schulter

Die motorische Komponente korreliert sehr gut mit dem Summen-Score der GCS

Anamnese

Unabhängig vom Alter des Verletzten sollte eine Anamnese erhoben werden, da sie sowohl Hinweise als auch Risikofaktoren für eine intrakranielle Läsion aufdecken kann. Angaben über den genauen **Unfallmechanismus** (z. B. Sturzhöhe, Kraftfahrzeugbeteiligung) können Rückschlüsse auf die Gewalteinwirkung, die Verletzungslokalisation und das mögliche Verletzungsausmaß zulassen. Fremdanamnestische Angaben durch Befragung von Unfallbeteiligten oder Eltern der betroffenen Kinder können wichtige Hinweise liefern. Bei Kindern kann dies beispielsweise eine beobachtete Wesensveränderung, Spielunlust oder Inappetenz sein. Unabhängig vom Alter muss der Hinweis auf eine **zunehmende Bewusstseinsstörung** zunächst als Ausdruck einer progredienten intrakraniellen Verletzung gewertet werden. Ferner sollten folgende Faktoren erhoben werden:

- relevante Vorerkrankungen (z. B. Demenz, Schlaganfall),

Fremdanamnestische Angaben können wichtige Hinweise liefern

Tab. 3 Glasgow Coma Scale für Säuglinge und Kinder. (Nach [15, 23])

	Säugling, Kleinkind	Kind, Schulkind
Augen öffnen (A)		
4	Spontan	
3	Auf Ansprache	
2	Auf Schmerzreiz	
1	Kein Öffnen	
Verbale Reaktion (V)		
5	Gurrt und brabbelt	Orientiert, angemessen
4	Reizbar, schreit	Verwirrt
3	Schreit auf Schmerzreiz	Einzelne Worte
2	Stöhnt auf Schmerzreiz	Unverständliche Laute
1	Keine Reaktion	
Motorische Reaktion (M)		
6	Normale Spontanbewegungen	Auf Aufforderung
5	Abwehr auf Berührung	Gezielt auf Schmerzreiz
4	Ungezielte Abwehr auf Schmerzreiz	
3	Beugesynergismus	
2	Strecksynergismus	
1	Keine Reaktion	
15 Punkte maximaler Summenscore		

Die rein motorische Komponente (M) der GCS korreliert sehr gut mit ihrem Summen-Score und übertrifft diesen sogar teilweise hinsichtlich der prädiktiven Einschätzung von Verletzungsschwere, Morbidität und Letalität [16, 20, 21, 22].

- Voroperationen (z. B. neurochirurgische Eingriffe) und
- regelmäßige Medikamenteneinnahmen (z. B. die Blutgerinnung beeinflussende Medikamente).

Eventuell vorhandene Dokumente aus medizinischen oder pflegerischen Einrichtungen können hierbei maßgebliche Informationen enthalten.

Insbesondere bei älteren Patienten sind sekundär zu einem SHT führende Erkrankungen zu berücksichtigen

Besonders bei älteren Patienten sollten stets auch Erkrankungen, die primär zu Bewusstseinsstörungen und sekundär zu einem SHT führen können, berücksichtigt werden. Hierzu zählen neben endokrinologischen und metabolischen Ursachen, Infektionskrankheiten, Hypoxie, Liquorzirkulationsstörungen, auch kardiovaskuläre (z. B. Synkope, Myokardinfarkt, Lungenembolie) und zerebrovaskuläre Erkrankungen (z. B. Schlaganfall, Subarachnoidalblutung), Intoxikationen oder multifaktoriell bedingte Sturzneigungen. Dabei kann die primäre Erkrankung den Patienten akut stärker gefährden als das sekundäre leichte SHT. Nach einem **synkopalen Sturz** können beispielsweise mithilfe einer kontinuierlichen Monitorüberwachung maligne Herzrhythmusstörungen frühzeitigen erkannt und behandelt werden. Der Ursache des Sturzes kann eine wesentliche Bedeutung zukommen und sollte stets überprüft werden.

Tab. 4 Pupillenbefund

Rechts	Pupillengröße	Links
○	Eng	○
○	Mittel	○
○	Weit	○
Rechts	**Pupillenreaktion**	**Links**
○	Prompt	○
○	Träge	○
○	Keine	○

Körperliche Untersuchung

Im Rahmen der körperlichen Untersuchung ist neben neurologischen Defiziten prinzipiell auch auf evtl. vorliegende **Begleitverletzungen** zu achten. Bei der **neurologischen Untersuchung** sind obligatorisch zu erfassen und zu dokumentieren:

- Bewusstseinszustand (wach, getrübt, bewusstlos),
- Orientierung, Koordination und Sprachfunktion,
- motorische Funktionen der Extremitäten seitengetrennt an Armen und Beinen sowie
- Pupillenfunktion seitengetrennt (Größe und Reaktion; ◘ **Tab. 4**)

Tab. 5 Fallstricke im diagnostischen Management des leichten Schädel-Hirn-Traumas

– Sekundär zerebrale Schäden durch nichtbehandelte Hypoglykämie, Hypoxie und arterieller Hypotonie

– Fehlende Bewusstlosigkeit wird als Ausschlusskriterium eines SHT interpretiert, obwohl auch ohne kompletten Bewusstseinsverlust oder Amnesie ein SHT vorliegen kann

– Vernachlässigung der GCS-Einzelkomponenten gegenüber des weniger aussagekräftigen Summen-Score

– Inkorrekt erhobene GCS mit Unterschätzung des Verletzungsrisikos: z. B. Augenöffnen auf äußere Stimulation (Geräusche, Lärm, Berührung) oder Ansprache wird als spontanes Augenöffnung gewertet; der nicht in allen 4 Qualitäten orientierte Verletzte wird als orientiert gewertet; ungezielte Abwehrbewegungen werden als gezielte, Beugesynergismus als ungezielte Abwehrbewegungen gewertet

– Risikofaktoren für eine intrakranielle Verletzungsfolge werden bei scheinbarer Bagatellverletzung nicht adäquat berücksichtigt

– Korrekte Indikation zur CCT (bei Kindern) wird aus Furcht vor Strahlenbelastung fälschlicherweise verworfen

– Primär am Unfallort sedierte Verletzte müssen ggf. einer CCT zugeführt werden, da eine Unterscheidung zwischen intrakranieller Läsion und medikamentöser Wirkung sonst unmöglich

– Klinisch-neurologische Überwachung kann eine klare Indikation zur CCT nicht ersetzen

– Globale Indikationsstellung für eine CCT führt zu vermeidbarer Strahlenbelastung des Patienten und unnötigem Ressourcenverbrauch

CCT kranielle Computertomographie, *GCS* Glasgow Coma Scale, *SHT* Schädel-Hirn-Trauma.

Tab. 6 Hypotonie bei Säuglingen und Kindern. (Adaptiert nach [24, 25, 26])

Alter	Systolischer Blutdruck
0 bis 1 Monat	<60 mmHg
1 bis 12 Monate	<70 mmHg
1 bis 10 Jahre	<70 (mmHg) +2-mal Alter (Jahre)
>10 Jahre	<90 mmHg

Die Kombination aus GCS und Pupillenbefund erlaubt gegenüber der isolierten GCS oder dem isolierten Pupillenbefund die genauere prognostische Einschätzung [22].

Alle erhobenen neurologischen Befunde sind mit Uhrzeit zu dokumentieren und liefern entscheidende Informationen für den weiteren Behandlungsablauf. Trotz der beschriebenen Schwächen hat sich die GCS basierend auf den ggf. vorliegenden Hirnfunktionsstörungen international zur Einschätzung der Verletzungsschwere etabliert. **Fokal-neurologische Defizite** sind immer zusätzlich zu überprüfen, zu dokumentieren und beim weiteren Vorgehen zu berücksichtigen. Zu den fokal-neurologischen Defiziten zählen beispielsweise Schwierigkeiten des Verstehens, Sprechens, Lesens oder Schreibens, eingeschränkte Sensorik oder Motorik, Verlust des Gleichgewichtssinns, Sehstörungen, anormale Reflexe oder Gangstörung [5]. Die Kontrolle des neurologischen Status sollte aufgrund der potenziellen Dynamik wiederholt und v. a. in der Frühphase engmaschig erfolgen. Der Behandlungsablauf muss entsprechend des klinischen Verlaufs angepasst werden. Bei ausbleibender Besserung neurologischer Defizite ist die ggf. notwendige (Kontroll-)CCT zügig, bei neurologischer Verschlechterung unmittelbar durchzuführen.

Insbesondere bei neurologischen Auffälligkeiten sollten folgende Parameter überprüft und dokumentiert werden:

- Blutzuckerkonzentration,
- Vitalparameter (Herz- bzw. Pulsfrequenz, Blutdruck, Atemfrequenz und periphere Sauerstoffsättigung) sowie
- Körpertemperatur.

Die korrekte Erhebung des neurologischen Status setzt u. a. die Euglykämie, Normoxie, Normokapnie und Normotension voraus. Unabhängig vom diagnostischen Vorgehen müssen sekundäre zerebrale Schäden v. a. durch Hypoglykämie, Hypoxie oder arterieller Hypotonie auch schon in der initialen diagnostischen Phase unbedingt vermieden werden (◘ **Tab. 5**). Beim Erwachsenen mit schwerem SHT sollten die periphere Sauerstoffsättigung mindestens 90% und der systolische Blutdruck mindestens 90 mmHg betragen, um einen ausreichenden **zerebralen Perfusionsdruck** sicherzustellen [27]. Für Kinder mit schwerem SHT werden ebenfalls eine periphere Sauerstoffsättigung von mindestens 90% und altersentsprechende Blutdruckwerte empfohlen. Sofern hierzu altersabhängige Normalwertkurven nicht zur Hand sind, sollte der systolische Blutdruck im 1. Lebensmonat mindestens 60 mmHg, im weiteren 1. Lebensjahr mindestens 70 mmHg sowie ab dem 1. Lebensjahr entsprechend der Formel „mindestens 70 (mmHg) +2-mal Alter (Jahre)" betragen (◘ **Tab. 6**; [4, 24, 25, 26, 28]). Analoge Empfehlungen existieren für das leichte SHT nicht.

Die Kombination aus GCS und Pupillenbefund erlaubt die genauere prognostische Einschätzung als dies jeweils einzelne Funktion

Die Kontrolle des neurologischen Status sollte v. a. in der Frühphase engmaschig erfolgen

Hypoxie und Hypotension müssen schon in der initialen diagnostischen Phase unbedingt vermieden werden

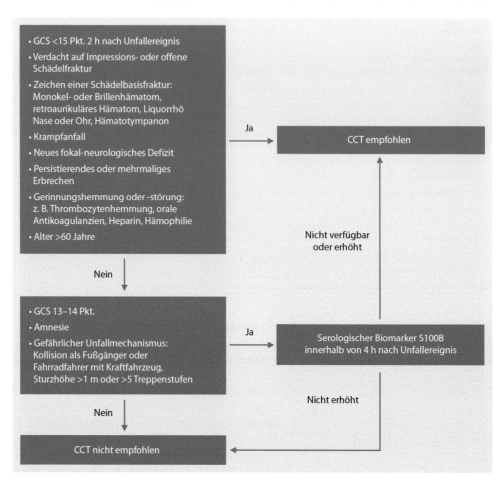

Abb. 1 ▲ Empfehlungen zur bildgebenden Untersuchung bzw. serologischen S100B-Bestimmung bei Erwachsenen mit leichtem Schädel-Hirn-Trauma, wenn mindestens einer der aufgeführten Risikofaktoren zutrifft. *CCT* kranielle Computertomographie, *GCS* Glasgow Coma Scale. (Modifiziert nach [5, 6, 30, 34])

Vorbemerkungen zum diagnostischen Vorgehen

In den verschiedenen internationalen und nationalen Leitlinien, klinischen Richtlinien und klinischen Entscheidungsregeln divergieren die Empfehlungen zum diagnostischen Vorgehen maßgeblich und sind für die Anwendung im klinischen Alltag oft nicht klar formuliert [14]. Prinzipiell gilt für alle diagnostischen Testverfahren der direkte Zusammenhang zwischen Sensitivität und Spezifität, wonach eine angestrebte hohe Sensitivität meist nur zulasten einer geringen Spezifität möglich ist. Der Anspruch des behandelnden Arztes, möglichst keine intrakranielle Verletzung zu übersehen, kann so einen entsprechend **hohen diagnostischen Aufwand** mithilfe der bildgebenden Untersuchung und aller damit verbundenen Konsequenzen für Patient, medizinische Einrichtung und Kostenträger bedeuten. Dabei sind intrakranielle Verletzungen zwischen neurochirurgisch-interventionspflichtigen, klinisch relevanten und allen morphologisch fassbaren zu unterscheiden. Für die wesentlich selteneren, neurochirurgisch-interventionspflichtigen Verletzungen kann die **diagnostische Schwelle** im Sinne einer restriktiveren Indikation zur bildgebenden Untersuchung höher gelegt werden [6]. Eine maßgebliche Größe bezüglich des diagnostischen Aufwands beim leichten SHT stellt somit der Anspruch des Behandelnden dar, welche Verletzungen erkannt werden sollen bzw. welche Verletzungsfolgen er ausschließen möchte (Zusatzmaterial online: *Appendix 2 und 3*).

Die angestrebte hohe diagnostische Sensitivität ist meist nur zulasten einer geringen diagnostischen Spezifität möglich

Risikofaktoren intrakranieller Verletzungen

Das Auftreten intrakranieller Verletzungsfolgen hängt maßgeblich von verschiedenen Risikofaktoren ab. Die hierzu aktuellste und umfassendste wissenschaftliche Untersuchung veröffentlichte Pandor et al. [6] in einem Health Technology Assessment auf mehr als 300 Seiten. Anhand einer evi-

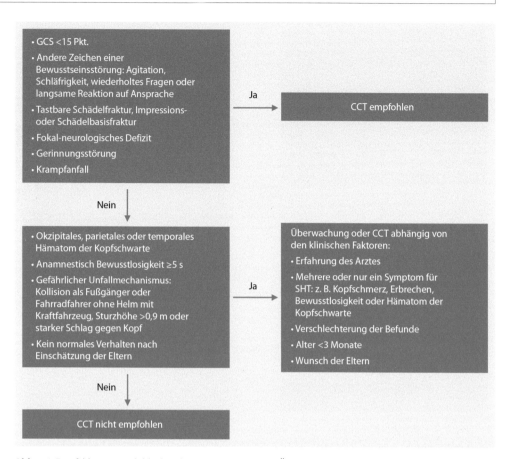

Abb. 2 ▲ Empfehlungen zur bildgebenden Untersuchung oder Überwachung bei Kindern jünger als 2 Jahre mit leichtem Schädel-Hirn-Trauma, wenn mindestens einer der aufgeführten Risikofaktoren zutrifft. *CCT* kranielle Computertomographie, *GCS* Glasgow Coma Scale. (Modifiziert nach [4, 6, 31])

denzbasierten systematischen Literaturrecherche und Metaanalyse nach Cochrane-Richtlinien untersuchten die Autoren insgesamt 8003 Veröffentlichungen, von denen 93 Volltexte mit 16.123 Patienten die Einschlusskriterien erfüllten. Insgesamt war die Qualität der vorliegenden Daten schwach. Für die in der Literatur beschriebenen Risiken einer intrakraniellen Läsion errechneten die Autoren u. a. deren „likelihood ratios". Likelihood ratios sind Wahrscheinlichkeitsverhältnisse und können im Gegensatz zu anderen Schätzmaßen direkt im klinischen Alltag angewendet werden. Die positive LR (LR+) und die negative LR (LR−) beschreiben die diskriminierenden Eigenschaften eines positiven resp. negativen Testergebnisses und geben an, um wie viel häufiger wahrscheinlich Testergebnisse bei Kranken bzw. Gesunden auftreten. Eine LR+ von 10 bedeutet, dass die Wahrscheinlichkeit eines positiven Testergebnisses bei einer erkrankten gegenüber einer gesunden Person 10-mal höher ist. Eine LR− von 0,1 bedeutet, dass die Wahrscheinlichkeit eines negativen Testergebnisses bei einer erkrankten gegenüber einer gesunden Person 10-mal niedriger ist. Likelihood ratios >5 bzw. <0,2 gelten als akzeptable und >10 bzw. <0,1 als exzellente diagnostische Testkriterien [29]. Bei Erwachsenen ließen sich die folgenden Risikofaktoren und Wahrscheinlichkeiten bezüglich intrakranieller Verletzungsfolgen nachweisen [6]:

Likelihood ratios können direkt im klinischen Alltag angewendet werden

- LR+ >10: Impressionsfraktur des Schädels, Schädelbasisfraktur, radiologisch nachgewiesene Schädelfraktur oder posttraumatischer Krampfanfall,
- LR+ 5–10: fokal-neurologisches Defizit, persistierendes Erbrechen, abnehmende GCS oder früherer neurochirurgischer Eingriff,
- LR+ 2–5: Sturz, Gerinnungsstörung, chronischer Alkoholkonsum, Alter >60 Jahre, Kollision als Fußgänger mit Kraftfahrzeug, jeder Krampfanfall, nicht näher definiertes Erbrechen, Amnesie, GCS <15 Punkte.

Die isolierten Kriterien Bewusstlosigkeit und Kopfschmerzen stellten bei Erwachsenen keine relevanten Risikofaktoren dar. Bezüglich der auf Risikofaktoren beruhenden klinischen Entscheidungsregeln

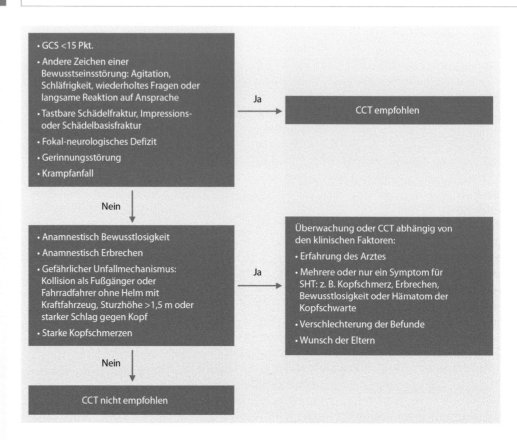

Abb. 3 ▲ Empfehlungen zur bildgebenden Untersuchung oder Überwachung bei Kindern ab 2 Jahre mit leichtem Schädel-Hirn-Trauma, wenn mindestens einer der aufgeführten Risikofaktoren zutrifft. *CCT* kranielle Computertomographie, *GCS* Glasgow Coma Scale. (Modifiziert nach [4, 6, 31])

Für Erwachsene liegen mit der Canadian CT Head Rule die meisten extern validierten Daten vor

zur bildgebenden Untersuchung mithilfe der CCT bei leichtem SHT erwachsener Patienten liegen für die Canadian CT Head Rule [30] die meisten extern validierten Daten vor. Allerdings wurden hier primär u. a. Patienten mit Gerinnungshemmung oder -störung, fokal-neurologischen Defiziten und posttraumatischem Krampfanfall ausgeschlossen. Insgesamt betrugen die extern validierten Sensitivitäten 99–100% für neurochirurgisch-interventionsbedürftige Verletzungen und 80–100% für alle intrakranielle Verletzungsfolgen sowie die Spezifitäten 39–51% [6].

Bei Kindern ließen sich die folgenden Risikofaktoren und Wahrscheinlichkeiten bezüglich intrakranieller Verletzungsfolgen nachweisen [6]:

- LR+ >10: Impressionsfraktur des Schädels, Schädelbasisfraktur oder fokal-neurologisches Defizit,
- LR+ 5–10: Gerinnungsstörung, posttraumatischer Krampfanfall oder früherer neurochirurgischer Eingriff,
- LR+ 2–5: visuelle Symptome, Kollision als Fahrradfahrer oder Fußgänger mit Kraftfahrzeug, jeder Krampfanfall, Bewusstseinsverlust, Erbrechen, schwere oder persistierende Kopfschmerzen, Amnesie, GCS <15 Punkte, Intoxikation oder radiologisch nachgewiesene Schädelfraktur.

Die isolierten Kriterien Kopfschmerzen, offene Wunde oder Hämatom im Kopfbereich stellten bei Kindern keine relevanten Risikofaktoren dar. Für Kinder lagen hinsichtlich klinischer Entscheidungsregeln zur bildgebenden Untersuchung mithilfe der CCT zum Publikationszeit des Health Technology Assessment noch keine ausreichend extern validierten Daten vor. Den Autoren erschien allerdings die aus US-amerikanischen Registerdaten von 42.212 Kindern abgeleitete Pediatric Emergency Care Applied Research Network (PECARN) Rule als die vielversprechendste bezüglich Sensitivität und Spezifität [6, 31]. Primär wurden hier Kinder mit geringfügigem Unfallmechanismus wie bodennaher Sturz oder Gehen oder Rennen in stehende Objekte und isolierten Schürf- oder Platzwunden des Kopfes ausgeschlossen. Ebenfalls wurden Kinder mit penetrierenden Verletzungen, bekannten Hirntumoren, ventrikulären Shunts, Störungen der Blutgerinnung, vorbestehenden neurologi-

Für Kinder liegen mit der Pediatric Emergency Care Applied Research Network Rule die meisten extern validierten Daten vor

schen Störungen, GCS <14 Punkte oder erschwerter Beurteilung ausgeschlossen. Mittlerweile wurde die PECARN Rule auch extern bei 3448 Kindern validiert, mit Sensitivitäten von 100% für neurochirurgisch-interventionsbedürftige bzw. klinisch-relevante Verletzungen und 98–100% für alle intrakranielle Verletzungsfolgen sowie Spezifitäten von 55–64%. Der Anteil an indizierten CCT-Untersuchungen betrug zwischen 15 und 35%. Abhängig von den Risikofaktoren waren insgesamt in 2–5% der Fälle intrakranielle Läsionen nachweisbar, klinisch-relevant waren 0,8–4,4% [31, 32, 33].

Serologische Biomarker

Den am besten untersuchten serologischen Biomarker bei Erwachsenen mit leichtem SHT stellt das neurogliale **Protein S100B** dar. Dabei liegt der Wert des Protein-S100B-Tests v. a. im Ausschluss einer relevanten intrakraniellen Verletzung, wenn das Testergebnis unterhalb des Normgrenzwerts liegt. In einer evidenzbasierten Metaanalyse bei erwachsenen Patienten mit leichtem SHT (GCS 13 bis 15 Punkte) erfüllten aus insgesamt 76 gefundenen Publikationen 8 Untersuchungen die Einschlusskriterien. Die hieraus errechneten kombinierten Schätzmaße des Proterin-S100B-Tests betrugen für die Sensitivität 94% und für die Spezifität 44%, mit einem negativ-prädiktiven Wert von 99% und einer diagnostischen „odds ratio" (DOR) von 10,3. Hierbei gilt eine DOR >10 als exzellentes diagnostisches Testkriterium. Mithilfe des Protein-S100B-Tests kann die Zahl der CCT-Untersuchungen um ca. 30% reduziert werden [34]. Die Datenlage zu Protein S100B bei Kindern mit leichtem SHT ist derzeit noch unzureichend und widersprüchlich.

> Mithilfe des Protein-S100B-Tests kann die Zahl der CCT-Untersuchungen um ca. 30% reduziert werden

In den aktuellen Empfehlungen des American College of Emergency Physicians (ACEP) und der CDC wird lediglich Protein-S100B als hirnspezifischer Biomarker zum Ausschluss eines relevanten SHT bei Erwachsenen mit einem GCS von 13 bis 15 Punkten mit Einschränkung empfohlen [2]. Aufgrund der aktuell noch limitierten Datenlage liegt die Bedeutung des S100B-Tests in seinem Potenzial als vorgeschalteter Test bei Erwachsenen unter Berücksichtigung der primären klinischen Wahrscheinlichkeit für eine intrakranielle Verletzung. Dies ist dem D-Dimer-Test bei tiefer Venenthrombose oder Lungenembolie vergleichbar.

> Die Bedeutung des Protein-S100B-Tests liegt in seinem Potenzial als vorgeschalteter Test bei Erwachsenen

Indikationen zur kraniellen Computertomographie

Erwachsene

Abhängig von der klinischen Wahrscheinlichkeit für eine intrakranielle Läsion sollte unter Berücksichtigung der etablierten Risikofaktoren und klinischen Entscheidungsregeln die Indikation zur bildgebenden Untersuchung mithilfe der CCT erfolgen. Die Autoren empfehlen daher für Erwachsene ein Vorgehen, basierend auf der extern am besten validierten klinischen Entscheidungsregel Canadian CT Head Rule, erweitert um die etablierten Hochrisikofaktoren: fokal-neurologisches Defizit, Gerinnungshemmung oder -störung und Krampfanfall. Neurochirurgisch interventionspflichtige Verletzungen können mithilfe der Hochrisikofaktoren erkannt werden, alle potenziell relevanten Läsionen mit den zusätzlichen Faktoren für mittleres Risiko: GCS 13 bis 15 Punkte, Amnesie, gefährlicher Unfallmechanismus [5, 6, 30]. Bei Patienten mit ausschließlich mittlerem Risiko kann durch den serologischen Protein-S100B-Test eine relevante Verletzung auch ohne bildgebende Untersuchung ausgeschlossen werden (◘ Abb. 1; [34]).

> Neurochirurgisch interventionspflichtige Verletzungen können mithilfe der Hochrisikofaktoren erkannt werden

Kinder

Die Indikation zur bildgebenden Untersuchung mithilfe der CCT bei Säuglingen und Kindern sollte auf der am besten extern validierten klinischen Entscheidungsregel PECARN Rule erfolgen, ergänzt um die etablierten Hochrisikofaktoren Impressionsfraktur des Schädels, Schädelbasisfraktur, fokalneurologisches Defizit, Gerinnungshemmung oder -störung und Krampfanfall (◘ Abb. 2, Abb. 3; [4, 6, 31]). Dabei bietet die PECARN Rule u. a. den Vorteil, dass sie die Erfahrung und Einschätzung des Untersuchers bei der Entscheidung zwischen bildgebender Untersuchung und neurologischer Überwachung berücksichtigt, um unnötige CCT-Untersuchungen zu vermeiden [31, 32, 33].

> Erfahrung und Einschätzung des Untersuchers gehen in die PECARN Rule ein

Das Risiko einer klinisch-relevanten intrakraniellen Läsion bei Kindern jünger als 2 Jahre mit isolierten Hämatomen der Kopfschwarte ohne weitere Risikofaktoren ist insgesamt sehr niedrig. In einer sekundären Analyse von insgesamt 2998 Kindern jünger als 2 Jahre mit isolierten Hämatomen der

Kopfschwarte wurde bei insgesamt 570 (19%) eine CCT durchgeführt, mit insgesamt 50 (1,7%) pathologischen CCT-Befunden, davon 12 (0,4%) klinisch-relevant, aber keine neurochirurgisch interventionsbedürftig. Risikofaktoren für eine intrakranielle Läsion waren [35]:

- Alter <6 Monate,
- Hämatomlokalisation okzipital, parietal oder temporal,
- Hämatomgröße >1 cm und
- gefährlicher Unfallmechanismus.

Eine isoliert aufgetretene Bewusstlosigkeit ist sehr selten mit einer relevanten intrakraniellen Läsion assoziiert

Eine isoliert aufgetretene Bewusstlosigkeit bei Kindern jeden Alters ohne weitere Risikofaktoren ist sehr selten mit einer relevanten intrakraniellen Läsion assoziiert. Von insgesamt 6286 Kindern im Alter von 0 bis 18 Jahren mit anamnestischer Bewusstlosigkeit boten 2780 eine isolierte Bewusstlosigkeit ohne weitere Risikofaktoren, mit 38 (1,4%) positiven CCT-Befunden, davon 13 (0,5%) klinisch-relevant [11].

Auch ein isolierter gefährlicher Unfallmechanismus bei Kindern jeden Alters ohne weitere Risikofaktoren ist sehr selten mit einer relevanten intrakraniellen Läsion assoziiert. Ein gefährlicher Unfallmechanismus wurde dabei definiert als: Pkw-Unfall mit Herausschleudern des Insassen, Tod eines Mitfahrers, Fahrzeugüberschlag, Kollision als Fußgänger oder Fahrradfahrer ohne Helm mit Kraftfahrzeug, Sturzhöhe >0,9 m bei Kindern jünger als 2 Jahre, Sturzhöhe >1,5 m bei Kindern ab 2 Jahre, starker Schlag gegen Kopf. Von insgesamt 5869 Kindern im Alter von 0 bis 18 Jahren mit gefährlichem Unfallmechanismus boten 3302 einen isolierten gefährlichen Unfallmechanismus ohne weitere Risikofaktoren, mit 4 (0,3%) klinisch-relevanten Läsionen bei Kindern jünger als 2 Jahre und 12 (0,6%) bei Kindern ab 2 Jahre [36].

Strahlenbelastung durch bildgebende Verfahren

Maßgeblich für eine potenziell erbgutschädigende Wirkung ionisierender Strahlung ist die **effektive Dosis**, die neben der Energiedosis die unterschiedlichen Strahlungsarten und verschiedenen Gewebewichtungsfaktoren berücksichtigt. Die effektive Dosis durch natürliche Strahlenbelastung/-exposition beträgt in Deutschland durchschnittlich 2,1 Millisievert (mSv) im Jahr und reicht je nach Wohnort, Ernährungs- und Lebensgewohnheiten von 1–10 mSv [37].

Die Strahlenexposition heutiger CT-Untersuchungen ist einer Serie von konventionellen Röntgenaufnahmen vergleichbar

Die Strahlenbelastung durch CT-Untersuchungen konnte in den letzten Jahren ohne Einbußen der diagnostischen Qualität durch technische Fortschritte maßgeblich reduziert werden. Die Strahlenexposition heutiger Niedrigdosis- und Ultra-Niedrigdosis-CT-Untersuchungen ist einer Serie von konventionellen Röntgenaufnahmen vergleichbar. So ließ sich beispielsweise bei Erwachsenen die effektive Dosis einer Halswirbelsäulen-CT-Untersuchung von 6 mSv im Jahr 2008 auf 0,6 mSv mit heutigen Geräten reduzieren, einer Thorax-CT-Untersuchung von 7 auf 0,5 mSv und einer Abdomen-CT-Untersuchung von 8 mSv auf 0,4–0,56 mSv [38]. Für eine CCT lagen bisher die effektiven Dosen im Durchschnitt bei 2 mSv (Range 0,9–4,0 mSv), für eine konventionelle Thoraxröntgenaufnahme in 2 Ebenen durchschnittlich bei 0,1 mSv (0,05–0,24 mSv; [39]).

Das Risiko onkogener Effekte durch die Strahlenbelastung einer CCT ist v. a. altersabhängig

Das Risiko onkogener Effekte durch die Strahlenbelastung einer CCT ist gewebe-, geschlechts- und v. a. altersabhängig. Kindliches Gewebe ist gegenüber ionisierender Strahlung empfindlicher und die Wahrscheinlichkeit, aufgrund der längeren Lebenserwartung als von Erwachsenen eine strahleninduzierte Erkrankung zu erleben, größer. Die gleiche Strahlenexposition erhöht das **Lebenszeitrisiko** eines ein Jahr alten Kindes gegenüber einem 50 Jahre alten Erwachsenen um den Faktor 10–15. Nichtaltersangepasste CT-Untersuchungsprotokolle erhöhen durch eine Konzentration der Strahlung auf eine geringere Querschnittsfläche das Risiko für Kinder zusätzlich. Inwiefern sehr niedrige Strahlenexpositionen bis 5 mSv, z. B. im Rahmen einer CCT, ein relevantes Lebenszeitrisiko onkogener Effekte v. a. bei Kindern darstellen, ist bis heute unklar [40, 41]. Auch aus diesem Grund sollte die Indikation zur CCT differenziert erfolgen.

Alternative bildgebende Untersuchungen

Die bildgebende Untersuchung mithilfe der **Magnetresonanztomographie** (MRT) beim SHT stellt eine Alternative ohne Strahlenexposition dar, erfordert allerdings längere Untersuchungszeiten bei gleichzeitig deutlich eingeschränkten Interventionsmöglichkeiten. Insbesondere bei Kindern erfordert die MRT häufig eine Sedierung oder gar Narkose mit dem damit verbundenen Aufwand und Risiko. Die Verfügbarkeit der MRT ist im Gegensatz zur CT deutlich eingeschränkt. Daher ist das

MRT zur primären Notfalldiagnostik beim SHT aus sicherheits-, logistischen und ressourcenbedingten Gründen meist nicht sinnvoll [2, 4, 5].

Eine Sonographie darf ein indiziertes CCT nicht verzögern [4], denn der unauffällige transfontanellare oder transkranielle Sonographiebefund bei Säuglingen oder kleinen Kindern schließt eine behandlungsbedürftige intrakranielle Verletzung nicht aus. Unter anderem können kalottennahe Blutungen sowie Läsionen der hinteren Schädelgrube nicht beurteilt werden.

Eine Sonographie darf ein indiziertes CCT nicht verzögern

Kindesmisshandlung

In Deutschland werden geschätzt jeden Tag 500 Kinder von Erwachsenen aus ihrem familiären Umfeld misshandelt, und fast jeden Tag wird ein Kind durch körperliche Gewalt getötet [42]. Das SHT ist im Rahmen eines Schütteltraumasyndroms (STS) oder einer nichtakzidentellen Kopfverletzung (NAKV) die häufigste Todesursache im Rahmen von Kindesmisshandlungen, meistens sind Säuglinge bis zum 4. Lebensmonat betroffen. Die folgenden Zeichen sollten weitere Untersuchungen bei Verdacht auf STS oder NAKV nach sich ziehen:

Das SHT die häufigste Todesursache im Rahmen von Kindesmisshandlungen

- unplausible oder widersprüchliche anamnestische Angaben zu Beschwerden oder Untersuchungsbefunden,
- anamnestisch verzögertes Aufsuchen medizinscher Hilfe,
- mehrere Verletzungen unterschiedlichen Alters,
- retinale Blutungen,
- unerklärliche neurologische Auffälligkeiten, unerklärlicher Schock oder Kreislaufkollaps,
- frühere Misshandlungen.

Die Dokumentation aller Befunde und Angaben sollte standardisiert und gerichtsfest erfolgen. Bei Kindern mit SHT und Verdacht auf Kindesmisshandlung sollte unabhängig von ggf. weiteren Risikofaktoren eine CCT durchgeführt und das Kind stationär aufgenommen werden [5].

Die Dokumentation aller Befunde und Angaben sollte gerichtsfest erfolgen

Stationäre Aufnahme und neurologische Überwachung

Eine stationäre Aufnahme – auch zur neurologischen Überwachung (Zusatzmaterial online: *Appendix 4*) – sollte niemals eine eindeutige Indikation zur bildgebenden Untersuchung mithilfe des CCT ersetzen, da dies weder behandlungs- noch kosteneffektiv ist [5, 6]. Die folgenden Kriterien sollten bei der Entscheidungsfindung für eine stationäre Aufnahme berücksichtigt werden [4, 5, 6]:

- neu aufgetretene, klinisch-relevante CCT-Befunde,
- GCS <15 Punkte oder frische neurologische Defizite unabhängig vom Befund der bildgebenden Untersuchung, beispielsweise auch im Rahmen einer (Analgo-)Sedierung zur bildgebenden Untersuchung,
- Schädelfraktur, Liquoraustritt oder offenes SHT,
- Gerinnungshemmung oder -störung, z. B. Thrombozytenaggregationshemmung, orale Antikoagulation, Heparin, Hämophilie, (fremd)anamnestisch verlängerte Blutungszeit oder leichte Hämatombildung,
- stationär-behandlungspflichtige Verletzung oder Erkrankung, unabhängig vom SHT,
- unsichere häusliche Betreuung oder Versorgung des Verletzten,
- im Zweifel bei kindlichen Verhaltensänderung aus elterlicher Sicht, insbesondere bei Kindern <2 Jahren,
- beunruhigende Zeichen mit Bedenken des Untersuchers, z. B. persistierendes Erbrechen, schwere Kopfschmerzen, Verdacht auf Kindesmisshandlung.

Die stationäre Aufnahme von Patienten mit neurologischen Auffälligkeiten und positivem CCT-Befund ist medizinisch sinnvoll und kosteneffektiv. Die stationäre Aufnahme von Patienten mit nicht-neurochirurgisch-interventionsbedürftigen Verletzungen im CCT ist ebenfalls mit besseren Behandlungsergebnissen verbunden und kosteneffektiver als die Entlassung nach Hause [6].

Die stationäre Aufnahme von Patienten mit neurologischen Auffälligkeiten und positivem CCT-Befund ist kosteneffektiv

Die neurologische Überwachung sollte kompetentes medizinisches Personal durchführen und die folgenden Parameter kontinuierlich überprüfen und dokumentieren:
- Glasgow Coma Scale,
- Pupillengröße und -reaktivität,

- Herz- bzw. Pulsfrequenz,
- Blutdruck,
- Atemfrequenz und
- periphere Sauerstoffsättigung.

Bei Patienten mit einer GCS <15 Punkte sollte dies in den beiden ersten Stunden alle 30 min, in den folgenden 4 h alle 60 min und danach 2-stündlich erfolgen [5]. Die neurologische Überwachung von Kindern, insbesondere unter 5 Jahren, setzt neben Kompetenz v. a. Erfahrung im Umgang mit Säuglingen und kleinen Kindern voraus. Für die Überprüfung und Dokumentation sind **altersadaptierte GCS-Versionen** zu verwenden (**◘ Tab. 2; 3**). Jede neurologische Verschlechterung – auch plötzliche Verhaltensauffälligkeiten – sollte umgehend zu einer Reevaluation des Patienten und ggf. notwendiger (Kontroll-)CCT führen.

Jede neurologische Verschlechterung sollte umgehend zu einer Reevaluation des Patienten führen

Die **stationäre Überwachungsdauer** ist u. a. abhängig von der Dauer der Symptome. Intrakranielle Blutungen im Rahmen eines SHT treten fast immer in den ersten 6–12 h auf, unter Gerinnungshemmung bis zu 24 h nach dem Unfallereignis [4, 13].

Entlassung

Patienten ohne relevante Beschwerden und Befunde können entlassen werden, sofern deren ggf. weiter notwendige Betreuung und Versorgung sichergestellt ist. Alle Patienten sowie ggf. deren Angehörige oder Weiterbehandelnde sollen hierzu mündlich und schriftlich über das erlittene SHT aufgeklärt werden. Die **schriftliche Aufklärung** kann durch eine standardisierte, altersangepasste Patienteninformation gewährleistet werden und sollte folgende Punkten enthalten:

Weiterhin notwendige Betreuung und Versorgung müssen sichergestellt sein

- Art und Schwere der Verletzung,
- Erläuterung und Bedeutung ggf. noch bestehender Beschwerden sowie der weitere, zu erwartende Heilungsverlauf,
- Erläuterung individuell unterschiedlicher Heilungsverläufe,
- Beschwerden und Zeichen, die eine akute ärztliche Befundkontrolle erfordern und wie diese sichergestellt wird,
- Informationen bezüglich der Rückkehr zu Alltagsaktivitäten, einschließlich Schule, Arbeit, Sport und Autofahren,
- Empfehlung, den Verletzten in den ersten 24 h nach Unfallereignis nicht allein zu lassen,
- Kontaktmöglichkeiten bei verzögertem Heilungsverlauf oder Spätkomplikationen.

Beispiele altersangepasster Patienteninformationen sind als Zusatzmaterial online: *Appendix 1* abrufbar.

Patienten, die im Rahmen einer Intoxikation ein SHT erlitten haben, sollten über entsprechende Suchtberatungsstellen informiert werden. Der Haus- oder weiterbehandelnde Arzt sollte eine schriftliche Dokumentation der bisherigen Behandlung erhalten.

Fazit für die Praxis

- **Das leichte SHT stellt eine diagnostische Herausforderung dar, weil relevante intrakranielle Verletzungsfolgen zwar insgesamt selten auftreten, aber meist nicht mit dem initialen klinischen Erscheinungsbild korrelieren.**
- **Neben Vitalparametern und Pupillenfunktion sollte stets der altersangepasste GCS-Score als Summe und in seinen Einzelkomponenten erhoben werden.**
- **Ein GCS-Score von 15 Punkten bedeutet u. a. in der verbalen Komponente eine Orientierung des Verletzten zu allen 4 Qualitäten: Person, Ort, Zeit *und* Situation.**
- **Sekundäre neurologische Schäden infolge Hypoxie und Hypotension sind unbedingt zu vermeiden.**
- **Bei Kindern mit SHT sollte stets die Möglichkeit einer Kindesmisshandlung berücksichtigt werden.**
- **Eine differenzierte, rationale Indikationsstellung zur CCT hilft, relevante Verletzungsfolgen zu erkennen, die vorhandenen Ressourcen sinnvoll einzusetzen und gleichzeitig unnötige Strahlenbelastungen zu vermeiden. Etablierte klinische Risikofaktoren sollten hierbei berücksichtigt werden.**

- Ist eine bildgebende Notfalldiagnostik beim SHT indiziert, sollte eine CCT umgehend durchgeführt und nicht verzögert werden.
- Bei einer ggf. indizierten neurologischen Überwachung sollten standardisiert Pupillenfunktion, GCS und Vitalparameter regelmäßig sowie initial engmaschig kontrolliert und mit Zeitangabe dokumentiert werden.
- Jedem Patienten mit SHT sollte bei Entlassung aus dem Krankenhaus eine schriftliche Patienteninformation bezüglich seiner Verletzung ausgehändigt werden.

Korrespondenzadresse

Dr. B.A. Leidel
Interdisziplinäre Rettungsstelle, Campus Benjamin Franklin, Charité – Universitätsmedizin Berlin
Hindenburgdamm 30, 12200 Berlin
bernd.a.leidel@charite.de

Einhaltung ethischer Richtlinien

Interessenkonflikt. B.A. Leidel erhielt Reisekostenerstattungen sowie Drittmittel für wissenschaftliche Projekte von Roche Diagnostics. H.J. Audebert erhielt ein Beratungshonorar durch Roche Diagnostics. T. Lindner, S. Wolf, V. Bogner, A. Steinbeck, N. Börner, C. Peiser, P. Biberthaler und K.-G. Kanz geben an, dass kein Interessenkonflikt besteht.

Dieser Beitrag beinhaltet keine Studien an Menschen oder Tieren.

Literatur

1. Rickels E (2009) Diagnostik und Therapie von Schädel-Hirn-Traumen. Chirurg 80:153–163
2. Jagoda AS, Bazarian JJ, Bruns JJ Jr et al (2008) Clinical policy: neuroimaging and decision making in adult mild traumatic brain injury in the acute setting. Ann Emerg Med 52:714–748
3. Rickels E, Wild K von, Wenzlaff P, Bock WJ (2006) Schädel-Hirn-Verletzung – Epidemiologie und Versorgung: Ergebnisse einer prospektiven Studie. Zuckschwerdt, München
4. Gesellschaft für Neonatologie und Pädiatrische Intensivmedizin, der Deutschen Gesellschaft für Kinderchirurgie, der Gesellschaft für Neuropädiatrie et al (2011) Leitlinie Schädel-Hirn-Trauma im Kindesalter. AWMF-Leitlinien-Registernummer 024/018, AWMF, Düsseldorf. http://www.awmf.org. Zugegriffen: 21. Sept. 2014
5. National Institute for Health and Care Excellence (2014) Head injury – triage, assessment, investigation and early management of head injury in children, young people and adults. NICE clinical guideline 176. http://www.guidance.nice.org.uk/cg176. Zugegriffen: 21. Sept. 2014
6. Pandor A, Goodacre S, Harnan S et al (2011) Diagnostic management strategies for adults and children with minor head injury: a systematic review and an economic evaluation. Health Technol Assess 15:1–202
7. Norlund A, Marké LA, af Geijerstam JL et al (2006) Immediate computed tomography or admission for observation after mild head injury: cost comparison in randomised controlled trial. BMJ 333:469
8. Stein SC, Burnett MG, Glick HA (2006) Indications for CT scanning in mild traumatic brain injury: a cost-effectiveness study. J Trauma 61:558–566
9. American Congress of Rehabilitation Medicine (1993) Definition of mild traumatic brain injury. J Head Trauma Rehabil 8:86–87
10. Centers for Disease Control and Prevention, National Center for Injury Prevention and Control (2003) Report to Congress on mild traumatic brain injury in the United States: steps to prevent a serious public health problem. Centers for Disease Control and Prevention, Atlanta, S 1–47
11. Lee LK, Monroe D, Bachman MC et al (2014) Isolated loss of consciousness in children with minor blunt head trauma. JAMA Pediatr 168:837–843
12. Günther SA, Stegmaier J, Paul AO et al (2011) Leichtes Schädel-Hirn-Trauma unter Antikoagulation. Notfall Rettungsmed 14:268–274
13. Tauber M, Koller H, Moroder P et al (2009) Secondary intracranial hemorrhage after mild head injury in patients with low-dose acetylsalicylate acid prophylaxis. J Trauma 67:521–525
14. Zock M, Werner JC, Bogner V et al (2011) Internationale und nationale Leitlinien für die Indikation zur Bildgebung bei Verdacht auf leichtes Schädel-Hirn-Trauma. Notfall Rettungsmed 14:275–285
15. Teasdale G, Jennett B (1974) Assessment of coma and impaired consciousness: a practical scale. Lancet 2:81–84
16. Brown JB, Forsythe RM, Stassen NA et al (2014) Evidence-based improvement of the National Trauma Triage Protocol: the Glasgow Coma Scale versus Glasgow Coma Scale motor subscale. J Trauma 77:95–102
17. Grote S, Böcker W, Mutschler W et al (2011) Diagnostic value of the Glasgow Coma Scale for traumatic brain injury in 18,002 patients with multiple injuries. J Neurotrauma 28:527–534
18. Kung WM, Tsai SH, Chiu WT et al (2010) Correlation between Glasgow coma score components and survival in patients with traumatic brain injury. Injury 42:940–944
19. Namiki J, Yamazaki M, Funabiki T, Hori S (2011) Inaccuracy and misjudged factors of Glasgow Coma Scale scores when assessed by inexperienced physicians. Clin Neurol Neurosurg 113:393–398
20. Acker SN, Ross JT, Partrick DA et al (2014) Glasgow motor scale alone is equivalent to Glasgow Coma Scale at identifying children at risk for serious traumatic brain injury. J Trauma 77:304–309

21. Fortune PM, Shann F (2010) The motor response to stimulation predicts outcome as well as the full Glasgow Coma Scale in children with severe head injury. Pediatr Crit Care Med 11:339–342

22. Hoffmann M, Lefering R, Rueger JM et al (2012) Pupil evaluation in addition to Glasgow Coma Scale components in prediction of traumatic brain injury and mortality. Br J Surg 99:122–130

23. Holmes JF, Palchak MJ, MacFarlane T, Kuppermann N (2005). Performance of the pediatric Glasgow coma scale in children with blunt head trauma. Acad Emerg Med 12:814–819

24. American Heart Association (2011) Pediatric advanced life support provider manual. American Heart Association, Dallas TX

25. Committee on Trauma – American College of Surgeons (2012) ATLS advanced trauma life support program for doctors – manual, 9. Aufl. American College of Surgeons, Chicago Ill

26. European Resuscitation Council (2010) European paediatric life support – Course manual, 3. Aufl. European Resuscitation Council, Edegem

27. Brain Trauma Foundation, American Association of Neurological Surgeons, Congress of Neurological Surgeons et al (2007) Guidelines for the management of severe traumatic brain injury. I. Blood pressure and oxygenation. J Neurotrauma 24(Suppl 1):S7–S13

28. Kochanek PM, Carney N, Adelson PD et al (2012) Guidelines for the acute medical management of severe traumatic brain injury in infants, children, and adolescents – second edition. Pediatr Crit Care Med 13(Suppl 1):S1–S82

29. Jaeschke R, Guyatt G, Sackett DL (1994) Users' guides to the medical literature. III. How to use an article about a diagnostic test. B. What are the results and will they help me in caring for my patients? The Evidence-Based Medicine Working Group. JAMA 271:703–707

30. Stiell IG, Wells GA, Vandemheen K et al (2001) The Canadian CT head rule for patients with minor head injury. Lancet 357:1391–1396

31. Kuppermann N, Holmes JF, Dayan PS et al (2009) Identification of children at very low risk of clinically-important brain injuries after head trauma: a prospective cohort study. Lancet 374:1160–1170

32. Easter JS, Bakes K, Dhaliwal J et al (2014) Comparison of PECARN, CATCH, and CHALICE rules for children with minor head injury: a prospective cohort study. Ann Emerg Med 64:145–152

33. Schonfeld D, Bressan S, Da Dalt L et al (2014) Pediatric Emergency Care Applied Research Network head injury clinical prediction rules are reliable in practice. Arch Dis Child 99:427–431

34. Leidel BA, Bogner V, Zock M, Kanz KG (2012) Das serologische Protein S100B – Stellenwert in der Notfalldiagnostik Erwachsener mit Verdacht auf leichtes Schädel-Hirn-Trauma – eine Metaanalyse. Unfallchirurg 115:903–912

35. Dayan PS, Holmes JF, Schutzman S et al (2014) Risk of traumatic brain injuries in children younger than 24 months with isolated scalp hematomas. Ann Emerg Med 64:153–162

36. Nigrovic LE, Lee LK, Hoyle J et al (2012) Prevalence of clinically important traumatic brain injuries in children with minor blunt head trauma and isolated severe injury mechanisms. Arch Pediatr Adolesc Med 166:356–361

37. Bundesamt für Strahlenschutz. Natürliche Strahlenbelastung in Deutschland. http://www.bfs.de/de/ion/anthropg/strahlenexposition_deutschland.html. Zugegriffen: 21. Sept. 2014

38. McLaughlin PD, Ouellette HA, Louis LJ et al (2013) The emergence of ultra low-dose computed tomography and the impending obsolescence of the plain radiograph? Can Assoc Radiol J 64:314–318

39. Mettler FA Jr, Huda W, Yoshizumi TT, Mahesh M (2008) Effective doses in radiology and diagnostic nuclear medicine: a catalog. Radiology 248:254–263

40. Brenner DJ, Hall EJ (2008) Computed tomography – an increasing source of radiation exposure. N Engl J Med 358:852–853

41. Pearce MS, Salotti JA, Little MP et al (2012) Radiation exposure from CT scans in childhood and subsequent risk of leukaemia and brain tumours: a retrospective cohort study. Lancet 380:499–505

42. Tsokos M, Guddat S (2014) Deutschland misshandelt seine Kinder. Droemer Knaur, München

Med Klin Intensivmed Notfmed 2015 ·
110:465–481
DOI 10.1007/s00063-015-0061-8
Online publiziert: 3. September 2015
© Springer-Verlag Berlin Heidelberg 2015

Redaktion
U. Janssens, Eschweiler
M. Joannidis, Innsbruck
K. Mayer, Gießen

A. Hüfner[1] · C. Dodt[2]
[1] Zentrale Notaufnahme, Caritas-Krankenhaus St. Josef, Regensburg, Deutschland
[2] Notfallzentrum, Klinikum Bogenhausen, Städtisches Klinikum München, München, Deutschland

Definition, Erstuntersuchung und Differenzialdiagnosen der akuten Dyspnoe

Zusammenfassung

Das Thema akute Dyspnoe wird in zwei Beiträgen präsentiert. In diesem ersten Beitrag werden die Definition und Pathophysiologie der Atemnot sowie wichtige anamnestische Überlegungen und Erstuntersuchungen behandelt, zudem die Initialtherapie und differenzialdiagnostische Erwägungen. Im zweiten Teil werden dann relevante diagnostische Untersuchungen und Prinzipien für das initiale Management genauer betrachtet. Ursachen, Wahrnehmung und Folgen einer akuten Atemnot können sehr unterschiedlich sein. Der erwachsene Patient mit akuter Atemnot stellt eine Herausforderung für Diagnostik und Management dar. Der Arzt in der Notaufnahme muss breite differenzialdiagnostische Überlegungen anstellen und gleichzeitig eine Initialbehandlung durchführen, die einer potenziell lebensbedrohlichen Erkrankung angemessen ist.

Schlüsselwörter

Akute Herzinsuffizienz · Chronisch obstruktive Lungenerkrankung · Notaufnahme · Pathophysiologie · Körperliche Untersuchung

Lernziele

Dieser CME-Beitrag bietet einen Überblick über wichtige und lebensbedrohliche Ursachen der Atemnot bei Erwachsenen sowie über die Akuttherapie. Er stellt wichtige anamnestische und klinische Befunde dar, die bei der Eingrenzung der Differenzialdiagnosen von Nutzen sind. Nach der Lektüre dieses Beitrags
- **kennen Sie die Definitionen und pathophysiologischen Grundlagen der Dyspnoe.**
- **sind Sie mit den wichtigsten klinischen Zeichen eines (drohenden) respiratorischen Versagens vertraut.**
- **ist Ihnen der Unterschied zwischen hyperkapnischem und hypoxämischem Lungenversagen bekannt.**
- **kennen Sie die Grundlagen des akuten Notfallmanagements.**
- **können Sie die wichtigsten Differenzialdiagnosen benennen.**

Hintergrund

Wie bei jedem notfallmedizinischen Symptom kann bei Dyspnoe eine akut lebensbedrohliche Situation vorliegen

Etwa 10 % aller präklinischen Notfälle sind respiratorische Notfälle [1]. Wie bei jedem anderen notfallmedizinischen Symptom kann eine akut lebensbedrohliche Situation vorliegen, die ein sofortiges Handeln erfordert. Viele Patienten mit schwerer Dyspnoe erreichen das Krankenhaus mit dem Rettungsdienst in Begleitung des Notarztes, hier liegen entscheidende Vitalparameter vor und erste therapeutische Maßnahmen wie die Sauerstoff(O_2)-Gabe haben stattgefunden. Alle anderen Patienten müssen in der Notaufnahme einer strukturierten Ersteinschätzung unterzogen werden, die auch die Bestimmung der Vitalparameter umfasst.

Definitionen

Dyspnoe bezeichnet die subjektive Äußerung von Atemnot

Als Atemnot oder Dyspnoe wird eine als unangenehm empfundene erschwerte Atemtätigkeit bezeichnet. Unterschieden werden muss die akute (Dauer <48 h) von der chronischen Form (Dauer >48 h). Dyspnoe bezeichnet die subjektive Äußerung von Atemnot, die meist mit einer Tachypnoe (Atemfrequenz >20/min) und einer verminderten O_2-Sättigung einhergeht (ohne O_2-Gabe <92 %; mit O_2-Gabe <95 %).

Funktional kann die Atemnot in folgende Kategorien eingeteilt werden:
- Zusammenhang mit körperlicher Belastung:
  - Belastungsabhängig (Belastungsdyspnoe)
  - Nicht belastungsabhängig (Ruhedyspnoe)

Definition, primary examination and differential diagnostics in acute dyspnea

Abstract

The topic of acute dyspnea is presented in two separate articles. This first part deals with the definition and pathophysiology of dyspnea as well as important considerations on the history of the present illness, physical examination, initial therapy and differential diagnostic considerations. The second part covers relevant diagnostic investigations and principles for the initial management. The causes, consequences and perception of acute dyspnea can be very different. The adult patient with acute dyspnea presents difficult challenges in the diagnosis and management. The emergency clinician must work through a wide range of differential diagnostic considerations while providing appropriate initial treatment for a potentially life-threatening disease.

Keywords

Heart failure, acute · Pulmonary disease, chronic obstructive · Emergency department · Pathophysiology · Physical examination

- Zusammenhang mit der Lage:
  - Lageabhängig (Orthopnoe)
  - Nicht lageabhängig
- Art des Beginns:
  - Plötzlich
  - Langsam

Zu berücksichtigen ist, dass die angegebenen O_2-Sättigungswerte nur für Patienten gelten, die nicht an niedrigere Werte adaptiert sind. So kann bei adaptierten Patienten mit chronisch obstruktiver Lungenerkrankung [„chronic obstructive pulmonary disease" (COPD)] auch eine O_2-Sättigung von 88 % als ausreichend erachtet werden.

Bei adaptierten Patienten mit COPD kann auch eine O_2-Sättigung von 88 % als ausreichend erachtet werden

Pathophysiologie der Dyspnoe

Dyspnoe als subjektives Symptom beruht auf komplexen neurophysiologischen Mechanismen, die im Vergleich zur Neurophysiologie des Sehens, Hörens oder des Schmerzes in vielen Bereichen unverstanden sind. Verschiedene Behinderungen des Atemmechanismus und des Gasaustauschs führen zum Gefühl der Luftnot oder auch des behinderten Atmens. Sie können entsprechend unterschiedlich empfunden und differenziert geschildert werden [2].

Es gibt eine Vielzahl sensorischer Afferenzen, die die Atmungsfunktionen erfassen und an das Zentralnervensystem vermitteln. Zusätzlich ist eine Behinderung der Atmung auch durch eine zentralnervöse Erfassung der motorischen Aktivität gekennzeichnet, die einerseits bewusst (kortikal), andererseits auch unbewusst (medullär) gesteuert wird. Beide motorischen Steuerungszentren sind eng miteinander verknüpft und eine erhöhte bewusste Atemarbeit ist eine häufige, aber bei Weitem nicht die einzige Erklärung einer Dyspnoe.

Eine erhöhte bewusste Atemarbeit ist eine häufige Erklärung einer Dyspnoe

Atemnot kann unterschiedliche Ursachen haben [3]:
- Gesteigerter chemischer oder neuronaler Atemantrieb
- Erhöhte Atemarbeit
- Verminderte neuromuskuläre Kraft

Schweregrad

Da Atemnot ein subjektives Symptom ist, lässt sich der Schweregrad einer Dyspnoe nur unter Einbeziehung des Patienten bewerten. Bekannte Skalen, die sich mit der Einteilung der Dyspnoe befassen, sind die Klassifikation der New York Heart Association (NYHA), die Borg-Skala, der Dyspnea Differentiation Index (DDI), die Dyspnoeskala der American Thoracic Society (ATS) und der Shortness of Breath Questionnaire der University of California, San Diego (UCSD-SOBQ; [4]).

Der Schweregrad einer Dyspnoe lässt sich nur unter Einbeziehung des Patienten bewerten

Unterschieden werden in Abhängigkeit von der zugrunde liegenden Pathophysiologie
- das hyperkapnische Lungenversagen, ein Versagen der Atempumpe mit ventilatorischer Insuffizienz und erhöhter Totraumventilation (z. B. bei dekompensierter COPD), und
- das hypoxämische Lungenversagen, eine Oxygenierungsstörung durch intrapulmonalen Shunt (z. B. bei kardialem Lungenödem oder Pneumonie).

Epidemiologie

Dyspnoe ist ein häufiges Haupt- oder Leitsymptom von Patienten, die eine Notaufnahme aufsuchen oder vom Rettungsdienst dorthin transportiert werden.

In Deutschland werden etwa 5–8 % aller internistischen Notaufnahmepatienten aufgrund einer akuten Atemnot behandelt [5]. Die Ursachen sind vielfältig und keineswegs für eine Diagnose spezifisch. In einer prospektiven Beobachtungsstudie bei älteren Patienten waren die häufigsten einer akuten Atemnot zugrunde liegenden Diagnosen [6]
- Herzinsuffizienz,
- Atemwegsinfekte,
- eine exazerbierte COPD,
- eine Lungenarterienembolie (LAE) und
- Asthma bronchiale.

In Deutschland werden etwa 5–8 % aller internistischen Notaufnahmepatienten aufgrund einer akuten Atemnot behandelt

Weitere häufige Diagnosen sind ein akutes Koronarsyndrom (ACS), Herzrhythmusstörungen, Tumorerkrankungen und Nierenversagen. Bei einem Drittel bis zur Hälfte der Dyspnoepatienten lassen sich ≥2 Diagnosen nachweisen, die zu einem akuten respiratorischen Versagen beitragen können. Bei 95 % der Dyspnoefälle kann eine der folgenden 7 Ursachen ausgemacht werden:

- Kardial:
  - Herzinsuffizienz
  - Kardiale Ischämie
- Bronchokonstriktorisch:
  - COPD
  - Asthma bronchiale
- Pulmonal-parenchymatös
  - Pneumonie
- Pulmonal-vaskulär:
  - LAE
- Anämie
- Angststörung
- Metabolische Azidose

Das Vorliegen einer Dyspnoe hat eine relevante prognostische Bedeutung für die Patienten

Das Vorliegen einer Dyspnoe hat eine relevante prognostische Bedeutung für die Patienten. In der CHARITEM-Studie von 2012 war die Mortalität der Patienten mit dem Leitsymptom akute Atemnot deutlich höher als die von Patienten mit Brustschmerz oder Bauchschmerz (9,4 % vs. 0,9 % vs. 5,1 %; [5]). Im Rahmen einer eigenen unveröffentlichten Studie waren in einem Zeitraum von 8 Wochen insgesamt 9,3 % ($n = 226$) aller internistischen Notfallpatienten wegen Dyspnoe in der Klinik vorstellig geworden, der Altersdurchschnitt betrug 73,4 Jahre bei einem fast ausgeglichenen Geschlechterverhältnis (50,1 % männlich; 49,9 % weiblich). 7,1 % dieser Patienten waren akut intensiv- und weitere 8,8 % überwachungspflichtig. Die Krankenhausmortalität dieser Dyspnoepatienten lag bei 12,4 %.

Eine frühzeitige diagnostische Abklärung und zielgerichtete Therapie ist von entscheidender Bedeutung

Eine frühzeitige diagnostische Abklärung und zielgerichtete Therapie ist von entscheidender Bedeutung, denn eine inadäquate Initialtherapie von Dyspnoepatienten erhöht die Mortalität [1].

Ersteinschätzung

Ein frühzeitiger Arztkontakt zur raschen Festlegung der nächsten diagnostischen Schritte und einer oft symptomatischen Initialtherapie ist von entscheidender Bedeutung für die zügige Beseitigung der oft als sehr bedrohlich empfundenen Dyspnoe. Jede Notaufnahme, in der es aufgrund eines hohen Patientenzustroms zu Wartezeiten kommen kann, muss über eine reliable und valide Methode der Ersteinschätzung verfügen, die gewährleistet, dass ein zeitgerechter Arztkontakt stattfindet. In den hierzulande üblichen 5-stufigen **Ersteinschätzungssystemen**, z. B. im Emergency Severity Index (ESI) und Manchester Triage System (MTS), werden deswegen Patienten, die unter akuter Luftnot leiden, der Dringlichkeitsstufe 1 (rot) oder 2 (orange) zugeordnet.

Die Bestimmung der Vitalparameter ist bei Dyspnoepatienten obligatorisch

Die Bestimmung der Vitalparameter ist bei Dyspnoepatienten obligatorisch. Das ersteinschätzende Pflegepersonal sollte die häufigsten und bedrohlichsten Ursachen der Dyspnoe kennen und auch einen exspiratorischen von einem inspiratorischen Stridor unterscheiden können.

Vitalparameter

Die Atemfrequenz ist ein besonders wichtiger Parameter

Atemfrequenz, Herzfrequenz, Blutdruck und Körpertemperatur als Vitalparameter sind bei luftnötigen Patienten immer zu erheben. Die Atemfrequenz ist ein besonders wichtiger Parameter. Sie hat prognostische Relevanz in Bezug auf die Gesundheitsstörung, die der Dyspnoe zugrunde liegt [7]. Eine Atemfrequenz >25/min ist ein Warnzeichen für eine schwere Störung und muss zu weiteren diagnostischen und therapeutischen Schritten führen.

Pulsoximetrie

Gesunde Personen zeigen eine O_2-Sättigung (S_pO_2) von $\geq 95\%$. Ältere Menschen und Patienten, die übergewichtig sind oder stark rauchen, halten oft nur ein Niveau zwischen 92 und 95%. In der Notaufnahme gilt eine O_2-Sättigung $< 92\%$ als Warnzeichen, auch wenn Patienten, die an eine Hypoxämie adaptiert sind, deutlich niedrigere O_2-Sättigungen haben können, ohne dass dabei eine Luftnot empfunden wird.

Zu beachten ist, dass die Pulsoximetrie zur Bestimmung der O_2-Sättigung bei einer Kohlenmonoxid(CO)-Vergiftung trotz schwerer Hypoxämie fälschlicherweise hohe Werte anzeigt. Verlässliche Werte sind generell nur bei ausreichender kapillärer Durchblutung zu erwarten. Besonders hilfreich ist es, wenn bei chronisch Lungenkranken Ausgangswerte der O_2-Sättigung bekannt sind.

Sauerstoffapplikation als Erstmaßnahme

Bevor bei Patienten mit Luftnot eine eingehendere Untersuchung stattfindet, ist bereits bei der Ersteinschätzung die Behandlung mit O_2 einzuleiten. In den allermeisten Fällen ist dadurch zumindest eine Linderung des quälenden Symptoms zu erreichen. Bei Patienten mit Gefahr einer Kohlendioxid(CO_2)-Retention ist das Risiko der Verschlechterung zu bedenken. Die Wirkung der O_2-Therapie erfordert eine Kontrolle der O_2-Sättigung und eine zeitnahe Blutgasanalyse.

Ziel einer O_2-Gabe ist die Anreicherung der Inspirationsluft mit O_2, um den arteriellen O_2-Gehalt des Bluts zu erhöhen. Hierfür stehen verschiedene Applikationsverfahren zur Verfügung, die sich in ihrer Effektivität unterscheiden. Es wird so viel O_2 angeboten, dass folgende Zielwerte erreicht werden:

- O_2-Sättigung (S_pO_2) 90–94%
- $p_aO_2 \geq 70$ mmHg

Bei chronisch Lungenkranken sind oft auch deutlich niedrigere Werte der O_2-Sättigung bzw. des O_2-Partialdrucks ausreichend.

Im Folgenden sind die verschiedenen Methoden der O_2-Gabe aufgeführt.

Nasensonde. Hierbei handelt es sich um ein Niedrigflusssystem. Nicht das gesamte Inspirationsvolumen wird mit O_2 versorgt, ein Teil des Volumens besteht aus Raumluft. Die O_2-Konzentration hängt von der O_2-Flussrate und vom Atemzugvolumen des Patienten ab. Eine Erhöhung des Flussvolumens um 1 l/min führt zu einer Steigerung der O_2-Konzentration um 4%. Die Effektivität der Methode hängt von einem ausreichenden Atemzugvolumen durch die Nase bei geschlossenem Mund ab. Der maximale Gasfluss sollte 6 l/min nicht überschreiten (1 l/min = 24% F_iO_2 bis 6 l/min = 44% F_iO_2).

O_2-Brille. Die O_2-Brille ist ein Niedrigflusssystem. Die O_2-Konzentration ist mit der der Nasensonde vergleichbar. Der maximale Gasfluss beträgt 8 l/min = 30–50% F_iO_2

Gesichtsmaske. Die Gesichtsmaske wird auf Mund und Nase aufgesetzt und mit einem Gummiband am Kopf fixiert. Die Exspirationsluft wird über seitliche Löcher in der Maske abgeleitet. Der Gasfluss sollte mindestens 5 l/min betragen, da es bei einem niedrigen Gasfluss zu einer CO_2-Ansammlung in der Maske kommen kann. Empfohlen sind 8–10 l/min, was einer F_iO_2 von 40–60% entspricht.

Gesichtsmaske mit O_2-Reservoir (Reservoirmaske). Bei diesem System kommt es zu einem konstanten O_2-Fluss in das Reservoir, wodurch bei Flussraten von mindestens 6 l/min eine O_2-Konzentration von über 60% erzielt werden kann. Eine Erhöhung des Flussvolumens um 1 l/min führt zu einer Steigerung der O_2-Konzentration um bis zu 10%. Aufgrund von Undichtigkeiten bieten diese Masken jedoch nur eine F_iO_2 von höchstens 80–90% an.

Insbesondere bei der akuten Exazerbation einer COPD wird meist keine hohe F_iO_2 benötigt. Ein hoher O_2-Bedarf sollte immer auch an alternative Diagnosen denken lassen, z. B. eine LAE bei COPD.

In der Notaufnahme gilt eine O_2-Sättigung $< 92\%$ als Warnzeichen

Die Pulsoximetrie zeigt bei einer Kohlenmonoxidvergiftung falsch-hohe O_2-Sättigungs-Werte an

Die Wirkung der O_2-Therapie erfordert eine Kontrolle der O_2-Sättigung und eine zeitnahe Blutgasanalyse

Die Effektivität der Nasensonde hängt von einem ausreichenden Atemzugvolumen durch die Nase bei geschlossenem Mund ab

Insbesondere bei der akuten Exazerbation einer COPD wird meist keine hohe F_iO_2 benötigt

Anamnese

Eine Befragung von Patienten mit schwerer Lufnot gestaltet sich oft schwierig. Hier stehen Sofortmaßnahmen zur Beseitigung der Luftnot im Vordergrund. Von entscheidender Bedeutung ist die Abklärung, wie schnell und unter welchen Umständen sich die Luftnot entwickelt hat (nach oder unter körperlicher Belastung, in Ruhe, während oder nach dem Essen), zudem die Frage nach kardialen oder pulmonalen Vorerkrankungen, begleitenden Schmerzen – insbesondere Thoraxschmerzen – und anderen Begleitsymptomen wie einem Kollaps. Die Dramatik der Entwicklung ist sicherlich ein guter Indikator für die Schwere der Störung und die notwendigen weiteren zeitnahen diagnostischen und therapeutischen Schritte. Wichtig ist im Übrigen auch die Beurteilung der Sprache, da Schwellungen im Bereich der Epiglottis zu einer typischen kloßigen Sprache führen, die Rekurrensparese dagegen zu Heiserkeit.

> **Die Dramatik der Entwicklung ist ein guter Indikator für die Schwere der Störung**

Vorerkrankungen und Medikation

Ist die Luftnot nicht allzu stark ausgeprägt, können weitere anamnestische Daten erhoben werden. Wichtig ist es, Vorerkrankungen, die Medikation und auch die Regelmäßigkeit der Medikamenteneinnahme zu erfragen. Patienten, die aufgrund ihrer Erkrankung schon einmal intubationspflichtig waren, haben ein erhöhtes Risiko für einen erneut schweren Erkrankungsverlauf und eine erneut erforderliche Intubation. Ebenso relevant sind

> **Patienten mit Intubation in der Anamnese haben ein erhöhtes Risiko für einen erneut schweren Erkrankungsverlauf**

- kurz zurückliegende und längerfristige Immobilisationen,
- Tumorerkrankungen,
- Beinschwellungen und -schmerzen,
- kardiale Vorerkrankungen,
- allergische Dispositionen,
- Fieber,
- Husten und
- Auswurf.

Expektorat

Wie sich der Charakter des Expektorats verändert, ist gleichfalls von Bedeutung und ermöglicht eine weitere Eingrenzung der Diagnose. Während gelblicher Auswurf auf eine infektiöse Genese hinweist, ist Bluthusten mit einer Reihe anderer Diagnosen verbunden, darunter LAE, Tuberkulose und Bronchiektasen; auch bei Malignomen kann es zu blutigem Auswurf kommen, wenn Tumoren eine Gefäßstruktur erodieren. Weißes oder rötlich tingiertes, schaumiges Sputum ist für das Lungenödem typisch.

> **Gelblicher Auswurf weist auf eine infektiöse Genese hin**

Thoraxschmerz

In Verbindung mit Atemnot treten Thoraxschmerzen bei einer Reihe von Krankheiten auf, u. a. bei ACS, Pneumothorax und LAE. Wichtig ist, bei Thoraxschmerzen nach auslösenden Manövern, d. h. nach einer Atem- oder Bewegungsabhängigkeit, zu fragen. Zu beachten ist, dass Patienten mit ACS oder LAE nicht selten ausschließlich über Atemnot klagen. Gerade bei Patienten mit atem- oder bewegungsabhängigen Thoraxschmerzen darf nicht vergessen werden, nach einem stattgehabten Trauma zu fragen.

> **Patienten mit ACS oder LAE klagen nicht selten ausschließlich über Atemnot**

Tabak und Drogen

Informationen über den Tabak- und Drogenkonsum können auch Hinweise auf mögliche Differenzialdiagnosen sein. Tabakkonsum erhöht das Risiko für eine Reihe chronischer Erkrankungen (COPD, Krebserkrankung), während inhalativer Drogenkonsum zur „Cracklunge" oder zum „acute respiratory distress syndrome" (ARDS) führen kann. Nichtinhalativer Konsum oder eine Überdosierung von Medikamenten wie Opioiden und Acetylsalicylsäure kann ebenfalls eine akute Lungenschädigung hervorrufen.

> **Nichtinhalativer Konsum oder eine Überdosierung von Medikamenten kann eine akute Lungenschädigung hervorrufen**

Psychiatrische Erkrankungen

Psychogene Ursachen einer akuten Atemnot stellen eine Ausschlussdiagnose in der Notaufnahme dar. Organische Ursachen müssen zuvor gründlich erwogen werden. Allerdings ist bei Patienten unter 40 Jahren ohne Vorerkrankungen die psychogene Dyspnoe, z. B. durch Angst- bzw. Panikattacken oder im Rahmen eines Hyperventilationssyndroms, nicht selten als ursächlich anzusehen [8].

Körperliche Untersuchung

Klinische Warnzeichen. Der Notarzt führt eine orientierende körperliche Untersuchung durch und achtet bei allen Patienten mit akuter Atemnot besonders auf Anzeichen für ein drohendes respiratorisches Versagen. Hierfür genügt eine kurze Inspektion. Viele Patienten mit Atemnot sind ängstlich, sitzen aufrecht (Orthopnoe) und setzen die Atemhilfsmuskulatur ein. Sie sind tachypnoisch und schwitzen stark (Diaphorese). Meist sind sie nicht in der Lage, Fragen mit mehr als ein paar Worten zu beantworten. Stridor oder Keuchen können hörbar sein.

Patienten mit Atemnot können Fragen meist nicht mit mehr als ein paar Worten beantworten

Einziehungen. Einziehungen treten bei Obstruktion der Atemwege auf, z. B. bei Asthma, COPD oder Fremdkörpern, Sie können suprasternal (Jugulum), interkostal und subkostal zu beobachten sein und deuten auf eine extreme Atemnot hin. Der Einsatz von Hilfsmuskeln zeigt die Ermüdung der Atemmuskulatur an, konsekutiv besteht die Gefahr für ein Atemversagen.

Einziehungen deuten auf eine extreme Atemnot hin

Starkes Schwitzen. Starkes Schwitzen spiegelt die starke sympathische Stimulation bei schweren Erkrankungen wie Herzinfarkt oder schwerem Asthmaanfall wider. Zyanose ist dabei eher ungewöhnlich und zeigt eine schwere Hypoxämie oder Methämoglobinämie an.

Bewusstseinsveränderungen. Bewusstseinsveränderungen, z. B. Agitation oder Somnolenz, sind bei Dyspnoepatienten ein Hinweis auf eine schwere Hypoxämie oder Hyperkapnie. Diese können auch toxinbedingt sein, z. B. durch eine Salicylatüberdosierung oder CO, bzw. eine andere pathologische Ursache haben, z. B. Hypoglykämie oder Sepsis.

Bewusstseinsveränderungen sind bei Dyspnoepatienten ein Hinweis auf eine schwere Hypoxämie oder Hyperkapnie

Die Atemexkursionen sowie Thoraxasymmetrien können wichtige Hinweise auf einen Pneumothorax oder sogar Spannungspneumothorax sein.

Klinische Zeichen für eine bedrohliche Dyspnoe („yellow flags") sind
- Einziehungen und der Einsatz von Hilfsmuskulatur,
- eine kurze, fragmentierte Sprache,
- die Unfähigkeit, flach auf dem Rücken zu liegen,
- eine ausgeprägte Diaphorese und marmorierte Haut sowie
- Agitation oder andere Bewusstseinsstörungen.

Die klinischen Zeichen für ein drohendes respiratorisches Versagen („red flags") umfassen
- einen reduzierten Bewusstseinszustand,
- die Unfähigkeit, eine suffiziente Atemtätigkeit zu erhalten,
- Agitation und
- Schaukelatmung.

Objektive Zeichen eines drohenden respiratorischen Versagens sind
- eine Atemfrequenz ≥ 25/min,
- eine periphere $S_pO_2 \leq 92\%$ bei Raumluft (für COPD-Patienten $\leq 88\%$),
- ein arterieller $p_aO_2 \leq 70$ mmHg und
- ein arterieller $p_aCO_2 > 45$ mmHg mit pH $< 7,35$.

Akutes respiratorisches Versagen wird definiert durch die Erfüllung von mindestens einem der folgenden Kriterien:
- Atemfrequenz > 25/min
- $S_pO_2 < 92\%$ bei Raumluft ($< 95\%$ bei O_2-Gabe)
- $p_aO_2 \leq 60$ mmHg
- $p_aCO_2 \geq 45$ mmHg bei pH $\leq 7,35$

Die Notwendigkeit eines Notfall-atemwegsmanagements mit inva-siver oder nichtinvasiver Beatmung muss rasch erkannt werden

Die Notwendigkeit eines Notfallatemwegsmanagements mit invasiver oder nichtinvasiver Beatmung muss rasch erkannt werden, akut lebensbedrohliche Zustände sind sofort zu beheben. Bei bestehender Indikation darf eine Intubation nicht verzögert werden. Liegt eine akut exazerbierte COPD, ein kardiales Lungenödem oder eine schwere Pneumonie vor, kann die frühzeitige nichtinvasive Beatmung einer erforderlichen Intubation vorbeugen.

Indikationen für eine Intubation sind
- eine O_2-Sättigung unter hoch dosierter O_2-Gabe, die anhaltend $<85\%$ liegt,
- eine therapieresistente Obstruktion mit respiratorischer Erschöpfung,
- Polytrauma, instabiler Thorax, Gesichtsschädel- oder Halsverletzungen,
- eine trotz Therapie ansteigende Atemfrequenz >30–35/min oder eine Ateminsuffizienz bzw. unzureichende Atemarbeit, Schnappatmung oder Apnoe,
- eine Verschlechterung des neurologischen Status (Glasgow Coma Scale <9) mit Unfähigkeit, die Atemwege frei zu halten, oder fehlendem Schluckreflex,
- eine Verschlechterung der kardialen Situation oder hämodynamische Instabilität und
- ein trotz Therapie ansteigender $p_aCO_2 > 50$ mmHg.

Akut lebensbedrohliche Ursachen einer Dyspnoe sind
- Obstruktionen der Luftwege (Soforttherapie: Freimachen und Sicherung der Atemwege, Intubation oder chirurgische Schaffung eines Atemwegs),
- ein Spannungspneumothorax (Soforttherapie: Entlastung über Kanüle im zweiten oder dritten Interkostalraum (ICR) medioklavikulär, dann Thoraxdrainage),
- eine Herzbeuteltamponade (Soforttherapie: Perikardpunktion),
- offene Thoraxwunden (Soforttherapie: steriler Verschluss und Thoraxdrainage),
- ein massiver Hämatothorax (Soforttherapie: Thoraxdrainage und ggf. Notfallthorakotomie – bei Evakuation von >1500 ml Blut oder persistierender Blutung von >200 ml/h für mehr als 2–4 h) und
- ein instabiler Thorax bei Rippenserienfraktur mit Lungenkontusion (Soforttherapie: ggf. Intubation zur „inneren Schienung").

Allgemeine Untersuchungsbefunde. Sobald die orientierende Untersuchung abgeschlossen ist und alle notwendigen Erstmaßnahmen zur Behandlung der Dyspnoe eingeleitet sind, wird eine gründlichere körperliche Untersuchung durchgeführt. Zu beachten ist, dass ein unauffälliger Herz-Lungen-Befund eine signifikante Erkrankung nicht ausschließt. Die Sensitivität und Spezifität der Lungenuntersuchung mit Auskultation und Perkussion sind oft zu gering, um die Diagnose einer Pneumonie oder akut dekompensierten Herzinsuffizienz zu stellen.

Ein unauffälliger Herz-Lungen-Befund schließt eine signifikante Erkrankung nicht aus

Inspektion. Bei der Inspektion wird die Haut auf Verfärbungen untersucht: Sind die Finger gelblich verfärbt? Finden sich Trommelschlegelfinger oder ein Palmarerythem? Veränderungen finden sich bei Hypoxämie oder schlechter Durchblutung, bei allergischer Reaktion und nach Trauma. Besonders wichtig ist, wie bei jedem schwer Erkrankten, die Beurteilung der kapillären Füllungszeit (Rekapillarisierungszeit). Diese sollte weniger als 2 s betragen. Das Vorhandensein peripherer Ödeme kann auf eine Herzinsuffizienz als Ursache der Atemnot hinweisen.

Besonders wichtig ist die Beurteilung der kapillären Füllungszeit

Pathologische bzw. abnorme Atemgeräusche. Stridor tritt bei Atemwegsobstruktion auf. Ein inspiratorischer Stridor weist auf eine Obstruktion oberhalb der Stimmbänder hin, z. B. durch Fremdkörper, Epiglottitis oder ein Angioödem. Er sollte als besonderes Warnsymptom einer drohenden Verlegung der Luftwege betrachtet werden. Exspiratorischer Stridor oder gemischt in- und exspiratorischer Stridor weist auf ein Hindernis unterhalb der Stimmbänder hin, z. B. Krupp, eine bakterielle Tracheitis oder Fremdkörper. Die Perkussion ist unter Notfallbedingungen oft schwer zu beurteilen, dennoch weist eine komplette Dämpfung auf einen massiven Erguss und ein hypersonorer Klopfschall auf einen Pneumothorax hin. **Giemen** tritt bei Obstruktion unterhalb des Trachealniveaus auf und wird bei Asthma bronchiale, Anaphylaxie, einem Fremdkörper in einem Hauptbronchus, akuter dekompensierter Herzinsuffizienz oder einem soliden Tumor gefunden.

Die Perkussion ist unter Notfallbedingungen oft schwer zu beurteilen

Knistern und Rasselgeräusche deuten auf das Vorhandensein von intraalveolärer Flüssigkeit hin, wie sie bei einer Lungenentzündung oder dekompensierten Herzinsuffizienz zu finden ist. Es kann

Knistern und Rasselgeräusche deuten auf das Vorhandensein von intraalveolärer Flüssigkeit hin

Tab. 1 Häufigkeit von Diagnosen mit Leitsymptom Dyspnoe. (Modifiziert nach [5])	
Diagnose	Anteil (%)
Chronisch obstruktive Lungenerkrankung	16,5
Herzinsuffizienz	16,1
Pneumonie	8,8
Myokardinfarkt	5,3
Vorhofflimmern/-flattern	4,9
Maligne Tumorerkrankung (Bronchien, Lunge)	3,3
Lungenarterienembolie	3,3
Angina pectoris	3,1
Akutes Nierenversagen	2,1
Septikämie	1,4
Sonstige (z. B. Asthma bronchiale, akute Bronchitis, Anaphylaxie)	35,2

aber auch bei Lungenfibrose zu hören sein. Das Fehlen von Knistern schließt das Vorhandensein einer Lungenentzündung, dekompensierten Herzinsuffizienz oder Lungenfibrose nicht aus. **Verminderte Atemgeräusche** können durch Zustände, die das Eindringen von Luft in die Lungen verhindern, verursacht werden. Solche Zustände finden sich u. a. bei schwerer COPD, schwerem Asthma, (Spannungs-)Pneumothorax und Hämatothorax.

Stauung. Ein erhöhter Jugularvenendruck mit **Halsvenenstauung** und hepatojugulärem Reflux kann bei einer Rechtsherzbelastung beispielsweise im Rahmen einer LAE, bei einer dekompensierten Herzinsuffizienz oder einer Perikardtamponade vorhanden sein.

Arrhythmien und Herzgeräusche. Arrhythmien und Herzgeräusche können als Hinweis auf eine kardiale Ursache der Luftnot dienen. Ein S3-Herzton – auch S3-Galopp oder dritter Herzton genannt – ist für eine linksventrikuläre systolische Dysfunktion typisch, insbesondere bei dekompensierter Herzinsuffizienz. Er begleitet die frühdiastolische Füllungsphase des Herzens. Ein S4-Herzton (S4-Galopp, vierter Herzton) findet sich bei linksventrikulärer Dysfunktion und tritt als spätdiastolischer Ton bei der atrialen Kontraktion auf. Er kann bei schwerer, nicht eingestellter Hypertonie, Aortenklappenstenose, hypertropher Kardiomyopathie, ischämischer Herzkrankheit oder akuter Mitralinsuffizienz vorhanden sein. Gedämpfte oder entfernt hörbare Herztöne können auf eine Perikardtamponade zurückgehen, müssen aber immer im Zusammenhang mit dem allgemeinen klinischen Befund interpretiert werden. Ein **Pulsus paradoxus** kann auftreten, wenn die rechtsventrikuläre Herzfunktion beeinträchtigt ist, wie etwa bei schwerem Asthma, LAE oder Herzbeuteltamponade.

Nach Ersteinschätzung, Einleitung der O_2-Gabe und gezielter und rascher körperlicher Untersuchung ist die Festlegung der weiteren Diagnostik und Therapie abhängig von der vermuteten ursächlichen Störung.

> Ein S3-Herzton ist für eine linksventrikuläre systolische Dysfunktion typisch

Diagnose und Differenzialdiagnose

Akut dyspnoische Patienten müssen zielgerichtet auf das Vorliegen besonders bedrohlicher Störungen evaluiert werden. Die bedrohlichsten Störungen betreffen die oberen Luftwege, die unteren Luftwege sowie das Lungenparenchym und das kardiovaskuläre System. Hier helfen wenige gezielte Fragen, die Wahrnehmung der Körperposition und der Atemexkursionen sowie eine sehr gezielte körperliche Untersuchung, um die grundlegende Richtung der weiteren Diagnostik und Therapie festzulegen.

▣ Tab. 1 zeigt die zehn häufigsten Diagnosen von stationären Patienten mit dem Leitsymptom Atemnot ($n = 1497$) in einer Berliner Notaufnahme. Die Differenzialdiagnosen mit hohem Mortalitätsrisiko werden im Folgenden dargestellt.

> Akut dyspnoische Patienten müssen zielgerichtet auf das Vorliegen besonders bedrohlicher Störungen evaluiert werden

Dyspnoe durch Verlegung der oberen Atemwege

Tracheale Fremdkörper
Tracheale Fremdkörper sind eine seltene Ursache der akuten Atemnot bei Erwachsenen. Bei Kindern, älteren Menschen und psychiatrisch kranken Personen muss eine Fremdkörperaspiration als Ursache der Dyspnoe stets in Betracht gezogen werden. Häufig sind es Lebensmittel, Münzen, Knochen, Zahnersatz, Tabletten, aber auch eine Vielzahl anderer Objekte, die in den Mund genommen, verschluckt und in den oberen und unteren Atemwegen steckenbleiben können.

> Bei Kindern, älteren Menschen und psychiatrisch kranken Personen muss eine Fremdkörperaspiration stets in Betracht gezogen werden

Angioödeme

Angioödeme können eine erhebliche Schwellung der Lippen, der Zunge, des hinteren Rachens und Kehlkopfs (Glottisödem) verursachen. Die Symptomatik kann sich über Minuten bis Stunden entwickeln und zu einer lebensbedrohlichen Atemnot führen. Die Haut kann gerötet oder normal aussehen, juckt aber in der Regel nicht. Obwohl erstmals vor über einem Jahrhundert beschrieben, sind Pathophysiologie, Ursache und Behandlung des Angioödems noch nicht vollständig verstanden. Es werden verschiedene Typen unterschieden. Das Angioödem kann durch

- eine Allergie,
- nichtsteroidale Antirheumatika,
- Angiotensin-converting-enzyme(ACE)-Inhibitoren und
- das Komplement (C1-Esterase-Inhibitor-Mangel oder nicht funktionsfähiges Allel)

bedingt sein.

Anaphylaxie

Oft durch Nahrungsmittel, Insektenstiche und verschiedene Medikamente ausgelöst, kann eine Anaphylaxie mit schweren Schwellungen der oberen Atemwege und der Zunge einhergehen, die bis hin zu einer kompletten Okklusion führen können.

Anzeichen und Symptome entwickeln sich über Minuten bis Stunden. Begleitet werden können sie von

- Haut- und Schleimhautbefunden wie
  - Urtikaria/Nesselsucht,
  - Hautrötung und
  - oropharyngealer Schwellung;
- einer Beeinträchtigung der Atmung, z. B. durch
  - Atemnot,
  - Stridor oder
  - Hypoxämie;
- Herz-Kreislauf-Symptomen wie
  - Hypotonie,
  - Tachykardie oder
  - Synkope;
- Magen-Darm-Beschwerden wie
  - Bauchschmerzen und
  - Erbrechen.

Infektionen

Eine Reihe von Mund-Rachen-Infektionen kann akute Atemnot verursachen. Die **Epiglottitis** entwickelt sich in der Regel mit schnell fortschreitenden Halsschmerzen, Schluckbeschwerden, Heiserkeit, kloßiger Sprache und Fieber. Obwohl für lange Zeit eine vorwiegend pädiatrische Erkrankung, tritt die Epiglottitis immer wieder auch bei Erwachsenen auf. Pertussis (Keuchhusten) kann mit schweren Hustenanfällen einhergehen, ist aber klinisch oft schwer zu diagnostizieren. **Tiefe Weichteilinfektionen** des Halses, wie die Ludwig-Angina, die schwere Angina tonsillaris und Peritonsillar- oder Retropharyngealabszesse können Schwellungen und Schmerzen bedingen, die sich z. T. in einer akuten Atemnot mit Stridor äußern.

Verletzungen der Atemwege

Verletzungen durch stumpfe oder penetrierende Verletzungen des Kopfes oder Halses können Blutungen verursachen; resultierende anatomische Veränderungen und Schwellungen können die Atemwege beeinträchtigen und zu akuter Atemnot führen. Nach einem stumpfen Trauma der Halsregion muss bei Patienten, die über starke Nackenschmerzen und Dysphonie sowie Atemnot klagen, eine Kehlkopffraktur vermutet werden. Bei Patienten, die Gesichtsverbrennungen oder eine Rauchgasinhalation erlitten haben, besteht ein erhöhtes Risiko für eine rasch fortschreitende Schädigung der Atemwege, sodass eine dringliche Evaluation geboten ist. Die Indikation zur frühzeitigen Intubation ist dabei großzügig zu stellen.

Pulmonale Ursachen der akuten Dyspnoe

Lungenarterienembolie

Die Diagnose einer LAE sollte bei jedem Patienten mit akuter Atemnot in Betracht gezogen werden. Risikofaktoren sind

- eine tiefe Venenthrombose oder LAE in der Anamnese,
- längere Ruhigstellung,
- kurz zurück liegende Traumata oder Operationen (insbesondere orthopädische Eingriffe),
- Schwangerschaft,
- Krebserkrankungen,
- Schlaganfall oder Parese,
- orale Kontrazeptiva,
- Rauchen sowie
- eine bekannte persönliche oder familiäre Gerinnungsstörung (Hyperkoagulabilität).

Es ist sinnvoll, das Risiko für eine LAE strukturiert mit gut evaluierten Scores wie dem Wells- oder dem Geneva-Score einzugrenzen. Die Symptomatik kann sehr unterschiedlich sein, aber eine akute, in Ruhe aufgetretene Dyspnoe und Tachypnoe sind die häufigsten Anzeichen. Eine große Zahl der betroffenen Patienten hat zum Zeitpunkt der Diagnose keine bekannten Risikofaktoren. Andere embolische Phänomene sind eine **Fettembolie**, insbesondere nach Fraktur langer Röhrenknochen, und die **Fruchtwasserembolie** bei Schwangeren.

Das Risiko für eine LAE sollte mit gut evaluierten Scores eingegrenzt werden

Chronisch obstruktive Lungenerkrankung

Die akute Exazerbation einer COPD manifestiert sich häufig in einer akuten Atemnot. Meist verschlimmert eine virale oder bakterielle Infektion der Atemwege die Grunderkrankung des Patienten.

Typische Charakteristika einer COPD-Exazerbation sind die drei Anthonisen-Kriterien, d. h., die Zunahme von

- Dyspnoe,
- Husten und
- Sputummenge bzw. Sputumpurulenz.

LAE sind bei Patienten mit COPD gehäuft und können in bis zu 25 % der Fälle für scheinbare COPD-Exazerbationen verantwortlich sein. Dies sollte in Betracht gezogen werden, wenn sich der Zustand des Patienten unter der durchgeführten Therapie nicht verbessert.

LAE können in bis zu 25 % der Fälle für scheinbare COPD-Exazerbationen verantwortlich sein

Asthma

Asthma-bronchiale-Exazerbationen gehen meist mit Atemnot und pulmonalem Pfeifen oder Giemen einher. Zeichen einer schweren Erkrankung umfassen den Einsatz der Atemhilfsmuskulatur, eine kurze, abgehackte Sprache, Schweißausbrüche, Unruhe und eine fehlende Beschwerdebesserung unter Standardtherapie. Extreme Müdigkeit, Zyanose, und Verwirrtheit sind Zeichen eines drohenden Atemversagens.

Asthma-bronchiale-Exazerbationen gehen meist mit Atemnot und pulmonalem Pfeifen oder Giemen einher

Pneumothorax und Spannungspneumothorax

Jeder einfache Pneumothorax kann sich zu einem lebensbedrohlichen Spannungspneumothorax (◻ **Abb. 1**) entwickeln. Neben Traumata und iatrogenen Ursachen wie der Anlage eines zentralen Venenkatheters erhöht eine Reihe von weiteren pulmonalen Erkrankungen das Risiko für die Entwicklung eines Pneumothorax.

Risikofaktoren für einen primären Spontanpneumothorax sind Rauchen, eine positive Familienanamnese und das Marfan-Syndrom. Die Patienten sind in der Regel zwischen 20 und 30 Jahre alt und klagen über plötzlich einsetzende Atemnot sowie einen pleuritischen Brustschmerz, der meist in Ruhe begonnen hat.

Patienten mit bestimmten Lungenerkrankungen, einschließlich COPD, zystischer Fibrose/Mukoviszidose, Tuberkulose und einer *Pneumocystis*-Pneumonie bei AIDS-Erkrankung, haben ein erhöhtes Risiko für die Entwicklung eines sekundären Spontanpneumothorax.

Patienten mit primärem Spontanpneumothorax sind in der Regel zwischen 20 und 30 Jahre alt

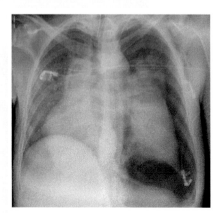

Abb. 1 ▲ Spannungspneumothorax links in einer Röntgenaufnahme des Thorax

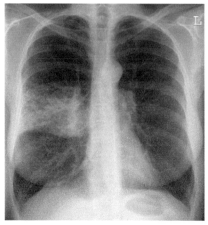

Abb. 2 ▲ Lobärpneumonie im rechten Mittellappen in einer Röntgenaufnahme des Thorax

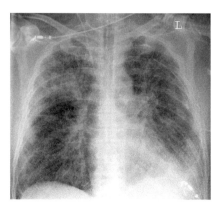

Abb. 3 ▲ „Acute respiratory distress syndrome" bei Rippenserien- und Klavikulafraktur in einer Röntgenaufnahme des Thorax

Patienten, die ein Thoraxtrauma erlitten haben oder einen schweren Husten haben, können über Atemnot mit pleuritischem Brustschmerz klagen und ein subkutanes Emphysem über der Supraklavikular- und vorderen Halsregion sowie ein **Pneumomediastinum** mit oder ohne Pneumothorax aufweisen.

Bronchopulmonale Infektionen

Bei Patienten mit bronchopulmonaler Infektion beginnt die Dyspnoe in der Regel nicht akut

Bronchopulmonale Infektionen wie schwere Bronchitis oder eine Pneumonie (◘ **Abb. 2**) können Atemnot und Hypoxämie verursachen. Produktiver Husten, Fieber und pleuritische Schmerzen in der Brust sind häufige, aber unspezifische Anzeichen. Der Beginn der Dyspnoe ist bei diesen Patienten in der Regel nicht akut, es sei denn, dass eine chronische Lungenerkrankung zugrunde liegt. Zum Beweis der Pneumoniediagnose anhand eines neuen oder progredienten Infiltrats ist eine Röntgenaufnahme des Thorax notwendig. Die Diagnose einer Pneumonie kann aber auch bei Vorliegen eines fokalen Auskultationsbefunds in Kombination mit einer typischen klinischen Symptomatik gestellt werden.

„Acute respiratory distress syndrome"

Das klinische Bild des ARDS ist oft schwer von der akut dekompensierten Herzinsuffizienz zu unterscheiden

Ein ARDS kann zu einer rasch fortschreitenden Atemnot mit akuter Zustandsverschlechterung, Hypoxämie und bilateralen Infiltraten auf den Röntgenaufnahmen des Thorax führen (◘ **Abb. 3**). Das klinische Bild ist oft schwer von der akut dekompensierten Herzinsuffizienz zu unterscheiden. Neben der Suche nach dem Auslöser können die Bestimmung des „brain natriuretic peptide" (BNP) und die Durchführung einer Echokardiographie diagnostisch hilfreich sein. Mögliche Ursachen eines ARDS sind

- Sepsis;
- ein schweres Trauma mit Schock („Schocklunge");
- die Inhalation toxischer Substanzen, z. B.
  - Aspiration,
  - thermische Schädigung,
  - wasserfreies Ammoniak,
  - Chlor,
  - Beinaheertrinken;
- Infektionen:
  - Malaria tropica,
  - schweres akutes respiratorisches Syndrom (SARS) und
  - Hantavirus;
- Bluttransfusionen (transfusionsassoziierte akute Lungeninsuffizienz);
- Drogenintoxikation:
  - Kokain,
  - Opioide und
  - Acetylsalicylsäure;

- Fettembolie und
- Fruchtwasserembolie.

Unabhängig von einer Pneumonie kann auch eine schwere Sepsis zu einem Lungenversagen führen.

Thoraxtrauma

Ein Thoraxtrauma kann zu einer Lungenkontusion, einem Pneumothorax oder einer Lazeration führen. Zu unterscheiden sind stumpfe und penetrierende Traumata. Beide können Ursache einer akuten Atemnot sein.

Bei Thoraxtraumata werden stumpfe und penetrierende Formen unterschieden

Rauchgasinhalation

Ein Rauchgasinhalationstrauma durch Inhalation toxischer Gase kann zu akuter Atemnot führen, die aber auch mehrere Stunden nach Exposition verzögert auftreten kann. Das klinische Bild gleicht dem eines ARDS (s. oben). Mehr als 80 % der durch Verbrennung verursachten Todesfälle sind auf ein Inhalationstrauma zurückzuführen. Rauchgas, das sich bei einem Brand entwickelt, enthält neben Ruß (Erstickungs- und Reizgase) die Giftgase CO und Cyanid (CN). Ruß im Bereich von Mund, Gesicht oder Nase deutet immer auf eine Rauchgasinhalation hin. Bei **Cyanidvergiftung** ist der **Bittermandelgeruch** in der Ausatmungsluft typisch. In 75 % der Todesfälle durch Brand ist eine reine Cyanidvergiftung oder eine Mischintoxikation mit CN und CO die Ursache.

Mehr als 80 % der durch Verbrennung verursachten Todesfälle sind auf ein Inhalationstrauma zurückzuführen

Lungenblutungen

Lungenblutungen aufgrund einer Verletzung oder einer Grunderkrankung, z. B. einer Krebserkrankung oder Tuberkulose, können akute Atemnot verursachen und zu chronischer oder akuter Anämie mit vitaler Bedrohung führen.

Kardiale Ursachen der akuten Dyspnoe

Gemeinsame Ursache der Dyspnoe bei Herzerkrankungen ist die resultierende Linksherzinsuffizienz, die als Endzustand in einem Lungenödem resultiert (**Abb. 4**). Die Ursachen der kardialen Schwäche können vielfältig sein.

Häufige Ursache ist ein ACS. Patienten, die einen Myokardinfarkt erleiden, insbesondere ältere Menschen, können als einziges Symptom eine akute Atemnot aufweisen. Bei Patienten, deren Hauptsymptom die Atemnot ist, wird ein zugrunde liegender Myokardinfarkt häufig nicht erkannt. Nicht selten liegen bei Patienten mit kardialer Ursache der Dyspnoe eine **Kardiomyopathie** und/oder **Herzrhythmusstörungen** vor. **Klappendysfunktionen** sind ebenfalls mögliche Ursachen, insbesondere die Aortenklappenstenose muss bedacht und ggf. ausgeschlossen werden.

Patienten mit Myokardinfarkt können als einziges Symptom eine akute Atemnot aufweisen

Bei Patienten mit genuiner Herzinsuffizienz wird der „low output failure“ vom „high output failure“ unterschieden. Der „low output failure“ kann nach Volumenüberladung durch eine systolische oder diastolische Dysfunktion oder Obstruktion der Ausstrombahn verursacht werden, z. B. bei Aortenklappenstenose, hypertropher Kardiomyopathie oder schwerer arterieller Hypertonie. Die Symptome reichen von leichter Atemnot bei Anstrengung bis hin zum schweren Lungenödem, das eine dringliche Therapie erforderlich macht. Die akut dekompensierte Herzinsuffizienz gehört zu den häufigsten Ursachen von akutem Lungenversagen bei Patienten über 65 Jahre.

Bei Patienten mit genuiner Herzinsuffizienz wird der „low output failure“ vom „high output failure“ unterschieden

Der „high output failure” kann durch eine Reihe von Vorerkrankungen ausgelöst werden, so etwa durch eine schwere Anämie, Beriberi (Thiaminmangel), Hyperthyreose oder Schwangerschaft. Anzeichen können Tachykardie, eine hohe Pulsamplitude und ein Schwirren („bruit“) über den Karotiden sein.

Schließlich ist die Perikardtamponade eine notfallmedizinisch relevante Ursache der akuten Dyspnoe. Die klassische Trias von Hypotonie, gestauten Halsvenen und gedämpften Herztönen führt zur Diagnose, ist aber oft nicht zu beobachten.

Die Perikardtamponade ist eine notfallmedizinisch relevante Ursache der akuten Dyspnoe

Neurologische Ursachen der akuten Dyspnoe

Obwohl die Dyspnoe nicht das Hauptsymptom des Patienten mit akutem Schlaganfall ist, können im Verlauf eines Schlaganfalls verschiedene Atemstörungen auftreten. Dazu gehören Aspirationspneumonien, das neurogene Lungenödem und eine Reihe abnormer Atemmuster mit konsekutiver Hyp-

Bei einer Reihe von neuromuskulären Erkrankungen entwickelt sich im fortgeschrittenen Stadium eine chronische Atemnot

oxämie oder Hyperkapnie, die ein invasives Atemwegsmanagement erforderlich machen können. Eine Reihe von neuromuskulären Erkrankungen hat aufgrund einer Schwäche der Atemmuskulatur im fortgeschrittenen Stadium oft eine chronische Atemnot zur Folge, die sich durch zusätzliche Auslöser wie bronchopulmonale Infekte zu einer verstärkten oder akuten Dyspnoe entwickeln kann. Beispiele sind die multiple Sklerose, das Guillain-Barré-Syndrom, die Myasthenia gravis und die amyotrophe Lateralsklerose.

Toxische und metabolische Ursachen einer akuten Dyspnoe

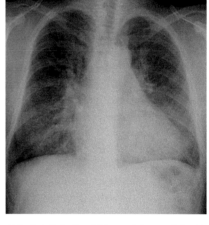

Abb. 4 ▲ Globalinsuffizienz mit Lungenödem in einer Röntgenaufnahme des Thorax

Verschiedene Toxine können Störungen der Atemfunktion verursachen und eine Dyspnoe auslösen. Eine **Organophosphatvergiftung** bewirkt einen Bronchospasmus. Erdöldestillate und Paraquat können ebenfalls Atembeschwerden verursachen.

Bei der Salicylatvergiftung führt die Stimulation des medullären Atemzentrums zu Hyperventilation und respiratorischer Alkalose, gefolgt von metabolischer Azidose. In Fällen mit schweren Vergiftungen kann es zum Lungenödem kommen. Auffällige extrapulmonale Anzeichen sind Fieber, Tinnitus, Schwindel, Erbrechen, Durchfall und in schweren Fällen auch Veränderungen des psychischen Zustands.

Bei schweren Salicylatvergiftungen kann sich ein Lungenödem entwickeln

Die **CO-Vergiftung** kann mit Tachypnoe und akuter Atemnot einhergehen. In schweren Fällen ist auch die Entwicklung eines Lungenödems möglich. Extrapulmonale Anzeichen sind in der Regel deutlicher, aber oft unspezifisch. So können Kopfschmerzen, Unwohlsein, Brustschmerzen und Bewusstseinsstörungen auftreten. Die O_2-Sättigung in der Pulsoximetrie spiegelt nicht die Beladung der Erythrozyten mit O_2 wider, sondern ist durch eine hohe CO-Bindung an Hämoglobin verfälscht.

Metabolische Azidosen führen zu einer oft schweren kompensatorischen Tachypnoe

Metabolische Azidosen führen zu einer oft schweren kompensatorischen Tachypnoe, die gelegentlich als Dyspnoe empfunden wird. Dies ist unabhängig davon, ob die Azidose durch Ingestion von sauren Valenzen wie Ethylenglykol, Salicylaten oder Methanol, durch Akkumulation von sauren Valenzen aus dem endogenen Stoffwechsel wie Ketonen und Laktat oder durch die fehlende Ausscheidung bei Urämie bedingt ist.

Akute Anämien können aufgrund einer mangelhaften O_2-Transportkapazität eine Dyspnoe auslösen.

Das akute Thoraxsyndrom ist eine potenziell lebensbedrohliche Komplikation der Sichelzellenanämie

Das akute Thoraxsyndrom ist eine potenziell lebensbedrohliche Komplikation der Sichelzellenanämie und wird vorwiegend in der afroamerikanischen Bevölkerung gesehen. Die Patienten klagen in der Regel über starke Brustschmerzen, akute Atemnot und haben Fieber. Die Röntgenaufnahme des Thorax zeigt ein frisches Infiltrat, ausgelöst durch eine (Infarkt-)Pneumonie.

Andere Ursachen

Bei Patienten mit **Lungenkrebs** ist Atemnot zum Zeitpunkt der Diagnose ein häufiges Symptom. Sie tritt in etwa 25 % der Fälle auf. Atemnot kann durch
- extra- oder intraluminale Obstruktionen der Atemwege,
- obstruktive Pneumonien oder Atelektasen,
- eine lymphangitische Tumorausbreitung,
- Tumorembolien,
- einen Pneumothorax,
- Pleuraergüsse sowie
- Perikarderguss oder -tamponade
verursacht werden.

Ein Pleuraerguss kann eine schwere akute Atemnot verursachen

Ein Pleuraerguss als Folge von Infektionen, Aszites, Pankreatitis, Krebs, dekompensierter Herzinsuffizienz oder Traumata kann eine schwere akute Atemnot verursachen. Auch **intraabdominelle Erkrankungen** wie Peritonitis, Hohlorganperforation oder Darmverschluss können zu starken Schmerzen bei der Atmung und schwerer Kurzatmigkeit führen. Durch Malignome oder Lebererkrankun-

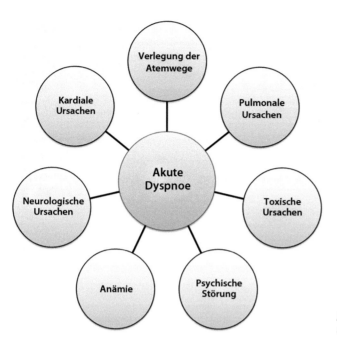

Abb. 5 ◀ Wichtige Ursachen der akuten Dyspnoe

gen ausgelöster Aszites kann die Bauchhöhle so stark dehnen, dass Druck auf das Zwerchfell entsteht. Daraus resultiert dann eine Erhöhung der Atemarbeit. In solchen Fällen bessert sich die Symptomatik oft nach Parazentese (Aszitespunktion).

Während der Schwangerschaft ereignet sich eine Reihe von physiologischen Veränderungen, die die Atemfunktion beeinträchtigen können. Hierzu gehören eine Zunahme der Minutenventilation, eine Abnahme der funktionellen Residualkapazität, eine Abnahme des Hämatokrit und ein Zwerchfellhochstand. Etwa zwei Drittel der Frauen klagen im Verlauf einer normalen Schwangerschaft über Dyspnoe.

Allerdings erhöht die Schwangerschaft auch das Risiko für mehrere potenziell lebensbedrohliche Erkrankungen, die sich durch eine Atemnot äußern können, insbesondere die LAE. Ein Lungenödem kann ebenfalls im Rahmen einer Reihe von Krankheiten entstehen, die mit einer Schwangerschaft einhergehen, z. B. bei Präklampsie, Fruchtwasserembolie oder peripartaler Kardiomyopathie.

Hyperventilation im Rahmen einer Angst- oder Panikstörung ist eine Ausschlussdiagnose in der Notaufnahme, die meist junge Frauen betrifft und mit typischen perioralen und akralen Parästhesien einhergeht. Selbst bei jungen gesunden Patienten mit einer bekannten Angststörung ist es ratsam, eine Anamnese und körperliche Untersuchung durchzuführen, um organische Ursachen der Atemnot auszuschließen. Diese Zuwendung ist für die Patienten oft so beruhigend, dass die Störung sich schon während der Anwesenheit des Arztes bei gleichzeitiger Rückatmung in einen Beutel deutlich verbessert.

Angst ist aber auch häufig bei Patienten mit einer schweren medizinischen Erkrankung zu beobachten. So finden sich bei COPD-Patienten 3-mal häufiger Angststörungen als in der allgemeinen Bevölkerung [9]. Bei diesen Patienten sollte primär stets bis zum Beweis des Gegenteils eine Exazerbation als Ursache der Atemnot vermutet werden.

◪ **Abb. 5** fasst die wesentlichen Dyspnoeursachen zusammen.

> **Hyperventilation im Rahmen einer Angst- oder Panikstörung ist eine Ausschlussdiagnose in der Notaufnahme**

> **Angst ist auch häufig bei Patienten mit einer schweren medizinischen Erkrankung zu beobachten**

Fazit für die Praxis

- Störungen, die einer Dyspnoe zugrunde liegen können, sind breit gefächert. Anamnese und klinischer Befund geben wichtige Hinweise auf die mögliche Ursache und helfen bei der differenzialdiagnostischen Eingrenzung.
- Pathophysiologisch unterscheidet man zwischen dem hyperkapnischen und hypoxämischen Lungenversagen.
- Anzeichen für ein drohendes respiratorisches Versagen („red flags") sind ein reduzierter Bewusstseinszustand, die Unfähigkeit, eine suffiziente Atemtätigkeit zu erhalten, Agitation und Schaukelatmung.

— Hauptziele des initialen Managements von Dyspnoepatienten sind die Optimierung der Oxygenierung, die Beurteilung der Notwendigkeit für ein Notfallatemwegsmanagement (invasive/nichtinvasive Beatmung), die Identifikation und Soforttherapie lebensbedrohlicher Ursachen der Dyspnoe und differenzialdiagnostische Überlegungen zur wahrscheinlichsten Ursache der akuten Atemnot.

Korrespondenzadresse

Dr. A. Hüfner
Zentrale Notaufnahme
Caritas-Krankenhaus St. Josef, Landshuter Str. 65, 93053 Regensburg
ahuefner@caritasstjosef.de

Danksagung. Für die freundliche Überlassung der Röntgenaufnahmen bedanken wir uns sehr herzlich bei Prof. Dr. Helmberger, Institut für Diagnostische und Interventionelle Radiologie, Neuroradiologie und Nuklearmedizin, Klinikum Bogenhausen.

Einhaltung ethischer Richtlinien

Interessenkonflikt. A. Hüfner und C. Dodt geben an, dass kein Interessenkonflikt besteht.

Dieser Beitrag beinhaltet keine Studien an Menschen oder Tieren.

Literatur

1. Kruska P, Kerner T (2012) Akute respiratorische Insuffizienz. Notarzt 28:49–56
2. Simon PM, Schwartzstein RM, Weiss JW et al (1989) Distinguishable sensations of breathlessness induced in normal volunteers. Am Rev Respir Dis 140:1021
3. Russi EW (2009) Dyspnoe – Pathophysiologie und Differentialdiagnose. Ther Umsch 66:629–631
4. Eakin EG, Resnikoff PM, Prewitt LM, Ries AL, Kaplan RM (1998) Validation of a new dyspnea measure. The UCSD shortness of breath questionnaire. Chest 113:619–624
5. Möckel M et al (2013) Chief complaints in medical emergencies: do they relate to underlying disease or outcome? The Charité Emergency Study (CHARITEM). Eur J Emerg Med 20(2):103–108
6. Ray P, Birolleau S, Lefort Y et al (2006) Acute respiratory failure in the elderly: etiology, emergency diagnosis and prognosis. Crit Care 10:R82
7. Strauss R et al (2014) The prognostic significance of respiratory rate in patients with pneumonia: a retrospective analysis of data from 705,928 hospitalized patients in Germany from 2010–2012. Dtsch Arztebl Int 111:29–30
8. Martinez FJ, Stanopoulos I, Acero R et al (1994) Graded comprehensive cardiopulmonary exercise testing in the evaluation of dyspnea unexplained by routine evaluation. Chest 105:168
9. Brenes GA (2003) Anxiety and chronic obstructive disease: prevalence, impact and treatment. Psychosom Med 65:963

Med Klin Intensivmed Notfmed 2015 ·
110:555–568
DOI 10.1007/s00063-015-0084-1
Online publiziert: 25. September 2015
© Springer-Verlag Berlin Heidelberg 2015

Redaktion
U. Janssens, Eschweiler
M. Joannidis, Innsbruck
K. Mayer, Gießen

 CrossMark

A. Hüfner[1] · C. Dodt[2]
[1] Zentrale Notaufnahme, Caritas-Krankenhaus St. Josef, Regensburg, Deutschland
[2] Notfallzentrum, Städtisches Klinikum Bogenhausen, München, Deutschland

Notfalldiagnostik und therapeutisches Management der akuten Dyspnoe

Zusammenfassung

Dieser Beitrag präsentiert relevante diagnostische Untersuchungen und Prinzipien für das initiale Management der akuten Dyspnoe. Der Notaufnahmearzt muss breite differenzialdiagnostische Überlegungen anstellen und gleichzeitig eine angemessene Initialbehandlung für eine potenziell lebensbedrohliche Erkrankung durchführen. Atemwege, Atmung und Kreislauffunktionen stellen zu Beginn des Notfallmanagements den primären Fokus für den Notfallmediziner dar. Sobald diese stabilisiert sind, kann die weitere klinische Untersuchung und Behandlung fortgesetzt werden. Durch Risikostratifizierung wird der geeignete Ort zur Weiterbehandlung festgelegt.

Schlüsselwörter

Atemnot · Herzinsuffizienz · Chronisch-obstruktive Lungenerkrankung · Notfallaufnahme · Notfallmedizin

Lernziele

In diesem CME-Artikel werden die häufigsten diagnostisch relevanten Untersuchungsmethoden diskutiert, die für das initiale Management und die Risikostratifizierung empfohlen werden können. Es werden das Notfallmanagement und Indikationen für atemunterstützende Maßnahmen dargestellt. Nach der Lektüre dieses Artikels
- **kennen Sie die im Rahmen der Dyspnoeabklärung erforderlichen diagnostischen Maßnahmen;**
- **sind Sie mit den Grundprinzipien für das Notfallmanagement der Dyspnoe vertraut;**
- **können Sie Indikationen für invasive und nichtinvasive Beatmung unterscheiden;**
- **sind Sie in der Lage, eine Risikostratifizierung durchzuführen;**
- **kennen Sie Kriterien für die Patientenverlegung auf eine Intensiv- oder Wachstation.**

Hintergrund

Als Dyspnoe wird eine als unangenehm empfundene erschwerte Atemtätigkeit bezeichnet, wobei die Ursachen, Wahrnehmung und Folgen dieses Symptoms sehr unterschiedlich sein können. Der erwachsene Patient mit **akuter Atemnot** stellt für Diagnostik und Management eine Herausforderung dar. Rasche und zielgerichtete apparative Untersuchungen helfen bei der Eingrenzung der differenzialdiagnostischen Überlegungen, sodass eine spezifische Therapie so frühzeitig wie möglich durchgeführt werden kann.

Diagnostische Maßnahmen

Labordiagnostik

Neben der Anamnese und der körperlicher Untersuchung dient die apparative Diagnostik der weiteren Abklärung der Störung. Meist wird unmittelbar nach der Aufnahme Blut abgenommen, da verschiedene Biomarker, wie Brain Natriuretic Peptide (BNP), pro-Nt-BNP, D-Dimere und kardiale Biomarker, für die Differenzialdiagnose der Luftnot relevant sein können. Die Verwendung von standardisierten Biomarkerpanels zur Dyspnoediagnostik ist umstritten, da sie keine eindeutige Verbesserung der Genauigkeit gegenüber der klinischen Beurteilung und fokussiert durchgeführten Untersuchungen ergeben [1, 2]. Die einzelnen Biomarker werden nachfolgend näher dargestellt.

D-Dimere

Die Analyse der D-Dimere hängt von der **Vortestwahrscheinlichkeit** des Patienten für eine Lungenarterienembolie (LAE) ab. Deshalb ist es sinnvoll, vor der Bestimmung dieses Parameters der aktivierten Gerinnung anamnestisch das individuelle Risiko für eine Thrombose bzw. Lungenarterienembo-

Die Verwendung von standardisierten Biomarkerpanels zur Dyspnoediagnostik ist umstritten

Ermergency diagnostics and therapeutic management of acute dyspnea

Abstract

This article presents the relevant diagnostic examinations and principles for the initial management of acute dyspnea in detail. The emergency physician must work through broad differential diagnostic considerations while providing appropriate initial treatment for a potentially life-threatening disease. The airway, breathing and circulation are the primary focus for the emergency physician when beginning emergency management. As soon as these are stabilized, further clinical investigations and treatment can be continued. The appropriate place for further treatment is determined by risk stratification.

Keywords

Breathlessness · Heart failure · Chronic obstructive pulmonary disease · Emergency department · Emergency medicine lie zu ermitteln. Dazu dienen in der Notaufnahme validierte Scoring Systeme, wie z. B. modifizierte Wells-Kriterien für eine Lungenarterienembolie, Geneva-Score, PERC-Regeln. Ergibt diese standardisierte Anamneseerhebung ein niedriges Risiko („low-risk") für eine embolische Genese der Luftnot, kann eine Bestimmung der D-Dimere und eine fehlende Erhöhung dieser Parameter den weiteren Diagnoseprozess abkürzen, weil eine Lungenarterienembolie in dieser Befundkonstellation quasi auszuschließen ist. Demgegenüber ist es nicht sinnvoll, den D-Dimer-Test bei allen Patienten mit Dyspnoe ohne Abschätzung des individuellen Thromboserisikos als unselektive Screeninguntersuchung für eine Lungenarterienembolie zu verwenden. Die **niedrige Spezifität** der D-Dimere führt bei einer routinemäßigen Bestimmung bei dyspnoischen Patienten zu einer kostspieligen Überdiagnostik. Viele Patienten mit einem erhöhten Thromboserisiko, wie z. B. Patienten mit malignen Erkrankungen, Infektionen oder erst wenige Wochen zurückliegender Operation, in der Schwangerschaft und nach Geburt sowie ältere Patienten, weisen erhöhte D-Dimer-Werte auf, sodass eine D-Dimer-Erhöhung bei diesen Konstellationen unspezifisch ist.

> Der D-Dimer-Test dient nicht als unselektive Screeninguntersuchung für eine Lungenarterienembolie

Brain Natriuretic Peptide

BNP wird von den Herzmuskelzellen (Myokard) synthetisiert und sezerniert. Es liegt zunächst als Vorläuferpeptid (proBNP) vor, von dem während der Sekretion das biologisch inaktive NT-proBNP im Verhältnis 1:1 abgespalten wird. Die Messung des BNP oder seiner Vorstufen kann hilfreich sein, wenn die Diagnose einer akut dekompensierten Herzinsuffizienz (ADHF) infrage steht. In vielen Fällen ist aber das klinische Bild auch ohne Bestimmung des BNP eindeutig [3]. Ein BNP von weniger als 100 pg/ml hat einen negativen Vorhersagewert von über 90 % für eine akut dekompensierte Herzinsuffizienz (ADHF). Ebenso weisen BNP-Werte über 500 pg/ml stark darauf hin, dass eine dekompensierte Herzinsuffizienz vorliegt (positiver Vorhersagewert von über 90 %). Bei Werten zwischen 100 und 500 pg/ml kann nicht zwischen ADHF und anderen Ursachen eines erhöhten BNP differenziert werden. Ursachen für einen unspezifisch erhöhten BNP-Wert können eine Lungenarterienembolie, andere Ursachen einer rechtsventrikulären Dilatation (Cor pulmonale, pulmonale Hypertonie), Flüssigkeitsüberladung (Nierenversagen, Leberversagen) sowie schwere Erkrankungen jeglicher Genese sein.

> Die Messung des Brain Natriuretic Peptide ist bei akut dekompensierter Herzinsuffizienz sinnvoll

Kardiale Biomarker

Erhöhte Biomarker stützten die Diagnose einer kardialen Ischämie. Häufig sind jedoch die initial gemessenen kardialen Biomarker (z. B. Troponin I) in der Notaufnahme normal. Serielle Messungen sind notwendig, um ein akutes Koronarsyndrom auszuschließen. Die Spezifität des Troponins für die Differenzialdiagnose einer Dyspnoe ist begrenzt – erhöhte Werte können u. a. auch bei Lungenarterienembolie, Sepsis, Perikarditis, Myokarditis oder Niereninsuffizienz nachgewiesen werden.

> Zum Ausschluss eines akuten Koronarsyndroms sind serielle Messungen von Troponin I notwendig

Blutgasanalyse

Bei jedem Patienten mit Atemnot ist eine **Pulsoxymetrie** notwendig, sie spiegelt die Sauerstoffbeladung der Erythrozyten wieder. In der Notfallsituation ist die venöse Blutgasanalyse (BGA) schon bei der Blutabnahme durch die Pflegekraft eine sinnvolle Maßnahme. Sie erlaubt die Bestimmung des pH-Werts und des **Bikarbonatspiegels**. Auch der venöse CO_2-Wert zeigt eine gute Korrelation mit dem arteriellen CO_2-Wert, sodass die Blutgasveränderungen bei einem hyperkapnischen Lungenversagen gut abgebildet werden. Die arterielle BGA wird spätestens dann notwendig, wenn aktive Maßnahmen, wie eine Sauerstoffgabe und eine Beatmung, zur Verbesserung der **Oxygenierung** durchgeführt werden und deren Erfolg kontrolliert werden sollen.

> Der venöse CO_2-Wert zeigt eine gute Korrelation mit dem arteriellen CO_2-Wert

Elektrokardiographie

Ein Elektrokardiogramm (EKG) muss bei jedem Patienten mit Dyspnoe auch ohne offensichtliche kardiale Ursache durchgeführt werden. ST-Strecken-Veränderungen sind ein Hinweis für ein ischämisches kardiales Geschehen, Rhythmusstörungen können eine pulmonale Stauung erklären. Das initiale EKG ist bei etwa 20 % der Patienten mit einem Myokardinfarkt unauffällig und nur bei einem Drittel der Fälle mit Herzinfarkt ist das erste EKG diagnostisch wegweisend. Das EKG kann auch Hinweise auf eine Lungenarterienembolie (Rechtsherzbelastung), einen **Perikarderguss** (Niedervoltage, elektrische Alternanz) und andere Krankheitsprozesse geben.

> Rhythmusstörungen können eine pulmonale Stauung erklären

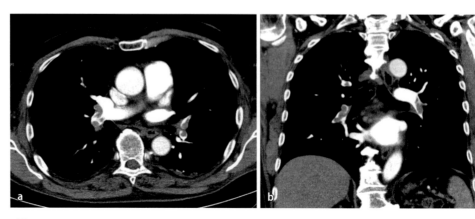

Abb. 1 ▲ Computertomographie des Thorax mit Nachweis einer Lungenarterienembolie (**a, b**)

Bildgebende Verfahren

Röntgenuntersuchung des Thorax

Eine Röntgenuntersuchung des Thorax ist bei allen Patienten mit akuter Atemnot indiziert. Wenn Auffälligkeiten festgestellt werden, ist es wichtig, die Röntgenaufnahme mit früheren Röntgenbefunden zu vergleichen.

Bei der Herzinsuffizienz finden sich unter anderem eine Kardiomegalie, prominente Blutgefäße, Gefäßstauung und interstitielle Ödeme (z. B. sog. Kerley-B-Linien, peribronchiales Cuffing). Pleuraergüsse können vorhanden sein. Es ist wichtig zu beachten, dass der klinische Befund erst verzögert im Thoraxröntgenbild sichtbar wird und etwa 20 % der Patienten mit dekompensierter Herzinsuffizienz einen unauffälligen Röntgenbefund zeigen [4].

Für die Diagnose einer Pneumonie ist der Infiltratnachweis auf dem Thoraxröntgenbild der Goldstandard. Röntgenbilder können im frühen klinischen Verlauf einer Lungenentzündung aber auch unauffällig sein [5]. Patienten mit schwerem Volumenmangel oder einer ausgeprägten Granulozytopenie entwickeln oft keine eindeutigen pneumonischen Infiltrate. Das Aussehen auf dem Thoraxröntgenbild (Lobär- vs. Bronchopneumonie) lässt keine absolut verlässliche Vorhersage zur Genese der Lungenentzündung (typisch vs. atypisch) zu.

Ein Pneumothorax, der eine akute Atemnot verursacht, ist in der Regel auf dem Thoraxröntgenbild sichtbar. Patienten, die aufgrund eines Spannungspneumothorax akut vital bedroht sind (Hypotonie, Halsvenenstauung, einseitig verminderte oder fehlende Atemgeräusche), sollten sofort durch Nadeldekompression behandelt werden bevor eine Thoraxröntgenaufnahme durchgeführt wird.

Bei einer chronisch-obstruktiven Lungenerkrankung (COPD) oder einem **Asthma bronchiale** sind eine Lungenüberbähung und ein abgeflachtes Zwerchfell Anzeichen für ein „air trapping", das bei beiden Erkrankungen auftreten kann. Einseitiges „air trapping" spricht für eine Fremdkörperaspiration. Viele Patienten mit leichter oder mittelschwerer COPD und die meisten Patienten mit Asthma bronchiale haben ein unauffälliges Röntgenbild.

Notfallsonographie

Die Notfallsonographie kann die Diagnostik bei Patienten mit akuter Atemnot rasch und entscheidend unterstützen und wird für die schnelle Entscheidungsfindung in der Notaufnahme immer wichtiger. Das RADiUS-Protokoll („rapid assessment of dyspnea with ultrasound") ist eine Ultraschalluntersuchung, die aus 4 Komponenten besteht [6]:

- fokussierte kardiale Beurteilung (→ Perikarderguss/-tamponade? rechts-/linksventrikuläre Pumpfunktion? rechts-/linksventrikuläre Dilatation? Rechtsherzbelastungszeichen),
- fokussierte Beurteilung der Vena cava inferior (→ Volumenstatus?),
- Beurteilung des Pleuraraums (→ Ergussbildung? Pneumothorax?)
- Beurteilung des Lungenparenchyms (→ Pneumonie?)

Bei Herzinsuffizienz wird der klinische Befund erst verzögert im Thoraxröntgenbild sichtbar

Für die Diagnose einer Pneumonie ist der Infiltratnachweis auf dem Thoraxröntgenbild der Goldstandard

Einseitiges „air trapping" spricht für eine Fremdkörperaspiration

Computertomographie und Szintigraphie

Insbesondere bei der Diagnostik der Lungenarterienembolie hat sich die Computertomographie (CT) als spezifische und rasch verfügbare Methode durchgesetzt (◘ Abb. 1). Vorteil ist, dass sowohl das pulmonale Gefäßbett als auch das Lungenparenchym beurteilt werden können. Die Größe der rechten Herzhöhle lässt einen Rückschluss auf eine Rechtsherzbelastung zu. Eine EKG-getriggerte Untersuchung erlaubt zusätzlich die gleichzeitige Darstellung der **Koronararterien**. Wie jede Röntgenuntersuchung birgt die CT des Thorax das Risiko für verschiedene Komplikationen, wie kontrastmittelinduzierte Nephropathie, allergische Reaktion auf Kontrastmittel und stochastische Strahlenschädigung, weshalb ihre Durchführung begründet sein muss. Zur Diagnostik einer Lungenarterienembolie ist die **Ventilations-Perfusions-Szintigraphie** eine Alternative für Patienten, die Kontraindikationen für eine CT-Untersuchung mit Kontrastmittel aufweisen.

In der Computertomographie können sowohl das pulmonale Gefäßbett als auch das Lungenparenchym beurteilt werden

Peak-Flow- und Lungenfunktionstests

Die Peak-Flow-Messung kann bei der Unterscheidung von pulmonalen und kardialen Dyspnoeursachen nützlich sein und hilft bei der Bestimmung der Schwere der **Bronchokonstriktion** in Fällen von schwerem Asthma. Normale Werte variieren mit Geschlecht, Größe und Alter, wobei der Aussagewert von der Mitarbeit des Patienten abhängt.

Messungen der negativen Inspirationskraft

Messungen der negativen Inspirationskraft („negative inspiratory force", NIF) und der forcierten Vitalkapazität (FVC) können am Krankenbett erfolgen, um Patienten mit Dyspnoe aufgrund einer möglichen **neuromuskulären Erkrankung** (z. B. Myasthenia gravis, Guillain-Barré-Syndrom) oder einer muskuloskeletalen Erkrankung (Morbus Bechterew, schwere Skoliose oder Kyphose) zu diagnostizieren.

Der NIF-Index erfasst die maximale Inspirationsanstrengung eines Patienten nach vorheriger vollständiger Ausatmung. Das Patientensystem ist während der Messung des NIF geschlossen. Der NIF-Wert wird auch als „maximum inspiratory pressure" (MIP) bezeichnet. Der Patient erzeugt durch eine Inspirationsanstrengung einen relativen Unterdruck. Wenn der NIF-Wert kleiner als 30 cmH$_2$O oder die forcierte Vitalkapazität (FVC) weniger als 20 ml/kg ist, sollte der Patient auf eine Intensivstation verlegt werden, da eine Intubation und maschinelle Beatmung erforderlich werden kann [7].

Der NIF-Index erfasst die maximale Inspirationsanstrengung eines Patienten nach vorheriger vollständiger Ausatmung

Grundprinzipien des Notfallmanagements

Die Therapie der akuten Dyspnoe muss sich baldmöglichst an der vermuteten bzw. gesicherten Ursache bzw. Diagnose ausrichten. So frühzeitig wie möglich wird dann eine spezifische Therapie (Medikamente, Interventionen) eingeleitet.

Initiales Vorgehen und Differenzialdiagnose

Für jeden Patienten mit akuter schwerer Atemnot sollten folgende Maßnahmen rasch durchgeführt werden:
- Sauerstoffgabe;
- Anlage eines intravenösen Zugangs und Blutentnahme für die Laboruntersuchungen inkl. BGA;
- kardiales Monitoring (EKG) und Pulsoxymetrie;
- sofortige Möglichkeit zur Intubation auch bei schwierigem Atemweg und Beatmungsmöglichkeit, orientierende Untersuchung, einschließlich einer Beurteilung der Intubationsschwierigkeit (z. B. Mallampati-Score);
- aktive Suche nach sofort zu behebenden Ursachen der Dyspnoe (z. B. Fremdkörper der oberen Atemwege, Spannungspneumothorax, Herzbeuteltamponade).

Die **Sauerstoffgabe** ist eine ubiquitär verfügbare Therapiemaßnahme und sollte für viele Ursachen von Atemnot zügig verabreicht werden. Bei Patienten mit leichter Atemnot und normaler arterieller Sauerstoffsättigung unter Raumluft (S$_p$O$_2$) reichen 2 l/min, über eine Nasensonde verabreicht, in der Regel aus. Hypoxämische Patienten benötigen deutlich mehr Sauerstoff.

Bei Patienten, die mit 100 % Sauerstoff behandelt werden, gelangt pro Atemzug 5-mal so viel Sauerstoff in die Alveolen als bei Raumluftatmung und ein gesunder Mensch könnte mit nur 2 oder 3 Atemzügen pro Minute einen normalen S_pO_2 halten. Es ist jedoch zu beachten, dass die effektivsten **Sauerstoffmasken** mit Reservoirbeutel ("non-rebreather mask") maximal 85 % Sauerstoffanteil in der Einatemluft erzeugen können.

Dyspnoischen Patienten mit COPD darf Sauerstoff nicht vorenthalten werden. In dieser Situation ist ein Zielwert der Sauerstoffsättigung von 92 % anzustreben, wenn keine niedrigeren Sättigungswerte, an die die Patienten adaptiert waren, bekannt sind. Der Gefahr des verminderten Atemantriebs mit Hyperkapnie ist durch eine **nichtinvasive Beatmung** (NIV) zu begegnen.

Tab. 1 Erfolgskriterien der nichtinvasiven Beatmung (NIV). (Aus [10])	
Item	**Erfolgskriterien der NIV**
Dyspnoe	Abnahme
Oxygenierungw	Zunahme von S_pO_2
Herzfrequenz	Abnahme
Atemfrequenz	Abnahme
Ventilation	p_aCO_2-Abnahme
pH-Wert	Anstieg
Vigilanz	Zunehmende Verbesserung

Dyspnoischen Patienten mit chronisch-obstruktiver Lungenerkrankung darf Sauerstoff nicht vorenthalten werden

Indikationen zur Intubation und invasiven Beatmung

Wie bei allen lebensbedrohlichen Erkrankungen muss der Notfallmediziner auch bei der akuten Dyspnoe gleichzeitig therapeutische Maßnahmen ergreifen, während er die diagnostische Beurteilung vornimmt. Oft helfen durchgeführte Therapiemaßnahmen bei der Eingrenzung der korrekten Diagnose. Die Verbesserung der S_pO_2 unmittelbar nach der Sauerstoffgabe ist ein Anzeichen für ein **Ventilations-Perfusions-Missverhältnis**, während eine rasche Besserung nach der Behandlung mit Bronchodilatatoren auf eine Bronchokonstriktion als Ursache hinweist. Eine persistierende Hypoxämie nach Sauerstoffapplikation kann einen Rechts-Links-Shunt anzeigen. Die Entscheidung für eine nichtinvasive oder invasive Beatmung wird meist auf Basis des klinischen Befunds und nicht so sehr auf Basis der Laborwerte gestellt.

Eine persistierende Hypoxämie nach Sauerstoffapplikation kann einen Rechts-Links-Shunt anzeigen

Die Indikationen zur Intubation und invasiven Beatmung werden nachfolgend gelistet.
— Sauerstoffsättigung unter hochdosierter O_2-Gabe anhaltend < 85 %
— Therapieresistente Obstruktion mit respiratorischer Erschöpfung
— Polytrauma, instabiler Thorax, Gesichtsschädel- oder Halsverletzungen
— Trotz Therapie ansteigende Atemfrequenz > 30–35/min bzw. Ateminsuffizienz/unzureichende Atemarbeit oder Schnappatmung/Apnoe
— Verschlechterung des neurologischen Status (Glasgow Coma Scale < 9) mit Unfähigkeit, die Atemwege frei zu halten, bzw. fehlender Schluckreflex
— Verschlechterung der kardialen Situation bzw. hämodynamische Instabilität
— Trotz Therapie ansteigender p_aCO_2 > 50 mmHg und zunehmende respiratorische Acidose

Indikationen zur nichtinvasiven Beatmung

Bei Patienten, deren Luftnot sich durch die alleinige Sauerstoffgabe und pharmakologische Therapie nicht rasch und dauerhaft verbessern lässt, ist die nichtinvasive Beatmung eine wichtige Therapieoption.

In der Notfallsituation ist die nichtinvasive Beatmung v. a. in der Therapie des akuten kardialen Lungenödems und der akuten exazerbierten COPD etabliert. Beim hyperkapnischen Lungenversagen sollte die nichtinvasive Beatmung immer dann eingeleitet werden, wenn der pH-Wert in der BGA unter 7,35 liegt. Durch diese Therapie wird die Intubationsrate und die Mortalität der Patienten signifikant reduziert [8, 9]:
— hyperkapnische akute respiratorische Insuffizienz (pH < 7,35 bei p_aCO_2 > 45–50 mmHg) bei akut exazerbierter COPD oder neuromuskulärer Schwäche bei gesunder Lunge;
— hypoxämische akute respiratorische Insuffizienz bei akutem kardialem Lungenödem oder Pneumonie (Atemfrequenz > 25/min und S_pO_2 < 92 % bzw. p_aO_2 < 70 mmHg);
— respiratorisches Versagen bei Immunsuppression;
— Maßgabe, auf eine Intubation zu verzichten (Palliativmedizin).

Tab. 2 Differenzialdiagnosen der akuten Dyspnoe

Obere Atemwege			
Angioödem	Anaphylaxie	Infektionen des Rachens und der Halsweichteile	Fremdkörper
Halstrauma			
Thoraxwand			
Rippenfrakturen	Instabiler Thorax		
Bronchopulmonal			
Exazerbierte COPD	Exazerbiertes Asthma bronchiale	Lungenarterienembolie	Pneumothorax
Bronchopulmonale Infektion	ARDS	Lungenverletzung/-kontusion	Hämorrhagie
Kardial			
Akutes Koronarsyndrom	Akut dekompensierte Herzinsuffizienz	Akutes Lungenödem	„High output heart failure"
Kardiomyopathie	Herzrhythmusstörung	Klappendysfunktion	Perikardtamponade
Neurologisch			
Apoplex	Neuromuskuläre Erkrankung		
Toxisch/metabolisch			
Organophosphate	Salizylate	Kohlenmonoxid	Ingestion giftiger Substanzen
Diabetische Ketoacidose	Anämie	Akutes Thoraxsyndrom	
Verschiedenes			
Hyperventilation	Angstsyndrom	Pneumomediastinum	Lungentumor
Pleuraerguss	Intraabdominaler Prozess	Aszites	Schwangerschaft
Massive Adipositas			

ARDS „acute respiratory distress syndrome", *COPD* chronisch-obstruktive Lungenerkrankung.

Kontraindikationen für nichtinvasive Beatmung

Die Kontraindikationen für die nichtinvasive Beatmung [9] lassen sich wie folgt auflisten.
- *Absolute Kontraindikation*
  - Fehlende Spontanatmung bzw. Schnappatmung
  - Hämodynamische Instabilität (kardiogener Schock)
  - Funktionelle oder fixierte Verlegung der Atemwege
  - Gastrointestinale Blutung oder Ileus
- *Relative Kontraindikation*
  - Koma (Glasgow Coma Scale < 10) oder massive Agitation
  - Massiver Sekretverhalt trotz Bronchoskopie
  - Anatomische/subjektive Schwierigkeiten mit der Maske
  - Hochgradige Hypoxämie oder Acidose (pH < 7,10)
  - Zustand nach frischer oberer gastrointestinaler Operation

Die Erfolgskriterien der nichtinvasiven Beatmung sind in der ◘ **Tab. 1** dargestellt.

Verbessert sich die Oxygenierung durch die konservativen Maßnahmen nicht und liegt ein hypoxämisches Lungenversagen vor, ist auch durch eine nichtinvasive Beatmung kein bleibender Erfolg zu erwarten und die Erschöpfung der Atemmuskulatur droht. Die Patienten sind vegetativ erregt, das Bewusstsein trübt sich ein, die Atmung verflacht, die Atemfrequenz steigt und die Sättigung in der Pulsoxymetrie fällt. In einer solchen Situation dürfen die Intubation und die Einleitung der invasiven Beatmung nicht verzögert werden.

Tab. 3 Kriterien für eine Verlegung auf Überwachungsstationen

Kriterien für IMC-Verlegung	Kriterien für ICU-Verlegung
Fortbestehende NIV-Pflichtigkeit	Fortbestehende Beatmungspflichtigkeit, ggf. auch bei NIV-Pflichtigkeit
Vigilanzstörung (GCS < 14), fehlende Compliance/ Unruhe	Koma (GCS < 12)
Blutdruck systolisch < 100 mmHg	Kreislaufinstabilität (Katecholamingabe) Blutdruck systolisch 90 mmHg
pH < 7,30	pH < 7,25
Atemfrequenz > 20 und < 25/min	Atemfrequenz > 25/min
Herzfrequenz > 100 und < 120/min	Herzfrequenz > 120/min
$S_pO_2 < 92\%$ (bei nicht adaptierten Patienten)	$S_pO_2 < 88\%$
$p_aO_2 > 50$ und < 70 mmHg	$p_aO_2 < 50$ mmHg
$p_aCO_2 > 50$ und < 70 mmHg	$p_aCO_2 < 70$ mmHg
Regelmäßige Inhalationstherapie bzw. Absaugen erforderlich	

GCS Glasgow Coma Scale, *ICM* „intermediate care", *ICU* „intensive care unit", *NIV* nichtinvasive Beatmung, p_aCO_2 alveolärer Kohlendioxidpartialdruck, p_aO_2 alveolärer Sauerstoffpartialdruck, S_pO_2 pulsoxymetrisch gemessene Sauerstoffsättigung.

Nichtdringliches Management

Basierend auf einer gezielten Anamnese, körperlichen Untersuchung, Röntgenaufnahme des Thorax und eines EKG kann der Arzt in den meisten Fällen eine Diagnose stellen oder zumindest eine Risikostratifizierung durchführen, mit dem Ziel festzulegen, ob eine stationäre Weiterbehandlung indiziert ist. Besondere Aufmerksamkeit sollte auf die Anamnese der aktuellen Erkrankung, Begleiterkrankungen, Vitalparameter, Sauerstoffsättigung, die Untersuchung der Atemwege, der Lunge, und des Herz-Kreislauf-Systems gelegt werden.

Häufige, potenziell lebensbedrohliche Ursachen der Atemnot sollten in jedem Fall in Betracht gezogen und gegebenenfalls aktiv ausgeschlossen werden.

In ◻ **Tab. 2** sind wichtige Differenzialdiagnosen der akuten Dyspnoe zusammengefasst.

Management von Palliativpatienten

Bei Palliativpatienten ist das Management häufig symptomatisch ausgerichtet

Die akute Luftnot ist auch bei Palliativpatienten ein häufiger Grund für eine Notfalleinweisung. Das Management ist bei dieser Patientengruppe häufig symptomatisch ausgerichtet – aufgrund meist fehlender Konsequenz werden sich die diagnostischen Maßnahmen auf ein Mindestmaß beschränken. **Opioide** sind die effektivste und am meisten verbreitete Substanzklasse zur Palliativtherapie bei Atemnot. Die Behandlungsstrategie ist v. a. vom Therapieziel, das durch den Patienten vorgegeben ist, abhängig. Hier sind bei fehlender Kommunikationsmöglichkeit eine Patientenverfügung oder auch das Gespräch mit Angehörigen hilfreich. Bei Patienten, die sich im **Sterbeprozess** befinden, können meist außerhalb der Norm liegende Vitalwerte gemessen werden (Hypotension, Tachykardie, Tachypnoe). Zusätzlich findet sich häufig eine verminderte Vigilanz. Bei Auftreten der präfinalen Rasselatmung (sog. Todesrasseln, „death rattle") betrug in einer prospektiven Kohortenstudie an 100 Tumorpatienten die mediane Überlebenszeit 23 h [11].

Neben Morphinderivaten kann auch die Vernebelung von Kochsalz zum Einsatz kommen

In der Notaufnahme kann bei diesen Patienten eine Morphinstartdosis von 1–2 mg i.v. verabreicht werden. Patienten, die schon an Opiate gewöhnt sind, benötigen als Startdosis etwa 10 % der täglichen Opiatmenge. Um die richtige Morphindosis zu berechnen, kann auch auf eine Opiatkonversionstabelle zurückgegriffen werden. Neben Morphinderivaten kann auch die Vernebelung von Kochsalz zum Einsatz kommen, die einen positiven Effekt bei der Palliativtherapie der Dyspnoe zeigte [12]. Obwohl Opiate in entsprechender Dosis atemdepressiv wirken und einen Atemstillstand erzeugen können, haben zahlreiche Studien gezeigt, dass nach Gabe von Opioiden keine Veränderungen der arteriellen Sauerstoff- und Kohlendioxidlevel nachzuweisen sind, wenn diese umsichtig angewendet und mit dem Ziel der symptomatischen Besserung einer Atemnot titriert werden [13, 14, 15].

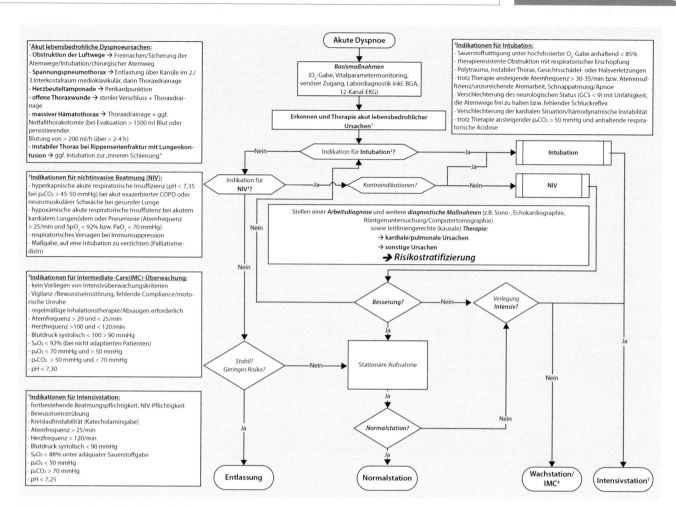

Abb. 2 ▲ Behandlungsalgorithmus bei akuter Dyspnoe. *BGA* Blutgasanalyse, *COPD* chronisch-obstruktive Lungenerkrankung, *GCS* Glaskow Coma Scale, p_aCO_2 alveolärer Kohlendioxidpartialdruck, p_aO_2 alveolärer Sauerstoffpartialdruck, S_pO_2 pulsoxymetrisch gemessene Sauerstoffsättigung

In ausgewählten Palliativsituationen sind Sauerstoffgabe und nichtinvasive Beatmung auch Behandlungsoptionen, die mit dem Patienten ausführlich besprochen werden muss.

Wird die Dyspnoe von **Angstzuständen** begleitet, kann die Kombination von Morphin mit einem Benzodiazepin (z. B. Lorazepam, 1 mg p.o.) Erleichterung bringen. Zur Linderung der oft auftretenden Hypersekretion bei sterbenden Patienten können Glycopyrrolat (z. B. 0,2 mg alle 6 h i.v.), Atropin (1 %ige Augentropfen 1 mg p.o. alle 2–4 h) oder Scopolamin als Membranpflaster angewendet werden. Wann immer möglich ist die zeitnahe Einbeziehung des palliativmedizinischen Dienstes anzustreben, um die weitere patientengerechte Behandlung zu planen.

Risikostratifizierung – stationäre Aufnahme oder Entlassung

Die Mortalität der Patienten mit Luftnot ist hoch. Dieses Krankheitszeichen sollte daher primär als ein Symptom mit einer ernsten Prognose betrachtet werden, das einer gründlichen Evaluation und Beobachtung bedarf. Die Entscheidung, ob ein Patient stationär aufgenommen werden muss, hängt von der vermuteten Diagnose ab. Nur Patienten mit rasch reversiblen Ursachen einer Luftnot, wie z. B. eine allergische Reaktion oder einer Hyperventilationstetanie, können häufig bereits nach wenigen Stunden eines Krankenhausaufenthalts wieder entlassen werden.

In Kliniken mit einem **Überwachungsbereich** in der Notaufnahme ist spätestens nach 2 h zu entscheiden, in welchen nachgeordneten Behandlungsbereich ein Patient verlegt werden kann. Hierfür können verschiedene Kriterien verwendet werden (⬛ **Tab. 3**). Patienten mit einem pH-Wert unter 7,30 sollten auf einer Wachstation („intermediate care", IMC) und Patienten mit einem pH-Wert <7,25 auf einer Intensivstation („intensive care unit", ICU) behandelt werden [16].

Die Entscheidung zur stationären Aufnahme hängt von der vermuteten Diagnose ab

Patienten mit einem pH-Wert <7,25 sollten auf einer Intensivstation behandelt werden

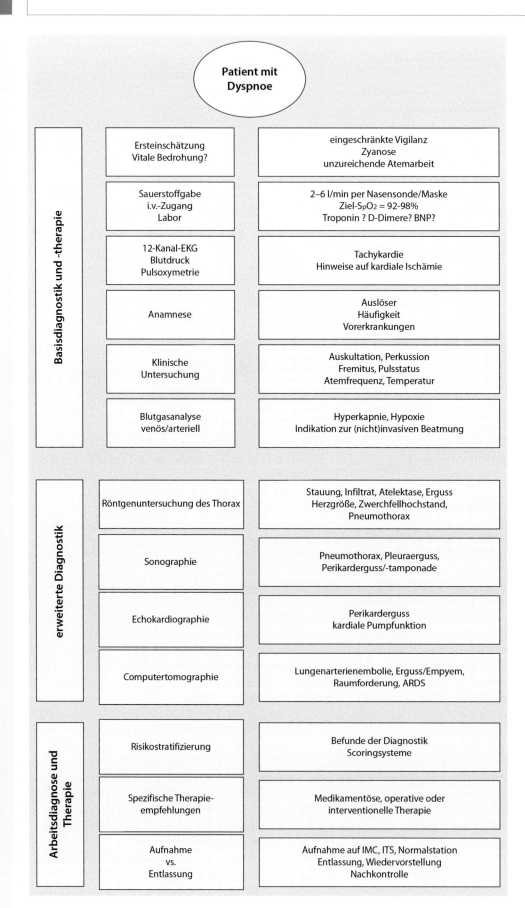

Abb. 3 ▲ Akute Dyspnoe in der Notaufnahme. *ARDS* Acute Respiratory Distress Syndrome, *BNP* Brain Natriuretic Peptide, *IMC* „intermediate care" *ITS* Intensivstation. (Modifiziert nach [17])

Folgende Gruppen von Dyspnoepatienten gehören zu Hochrisikopatienten [17]:
- ältere Menschen,
- immungeschwächte Patienten,
- Patienten mit schweren Lungen- oder Herzerkrankungen,
- Patienten mit unerklärlichen abnormen Vitalfunktionen.

Fallstricke

Mögliche Fallstricke beim Management der akuten Dyspnoe sind:
- Nicht zeitgerechte Durchführung der Sicherung der Atemwege
- Verzögerte Reaktion auf abnorme Vitalparameter insbesondere fehlende Erhebung oder nicht beachtete pathologische Atemfrequenz
- Fehlender Ausschluss der wichtigsten bedrohlichen Differenzialdiagnosen durch gezielte Anamnese, körperliche Untersuchung („red flags") und weiterführende Diagnostik (insbesondere Lungenarterienembolie und Kohlenmonoxidvergiftung)
- Insuffiziente Verlaufskontrolle des klinischen Befunds während der Behandlung in der Notaufnahme.
- Insuffiziente Überwachung von Dyspnoepatienten bei diagnostischen Maßnahmen außerhalb der Notaufnahme (z. B. Radiologieabteilung) mit konsekutiver akuter klinischer Verschlechterung.

In ◘ **Abb. 2** wird ein Behandlungsalgorithmus bei akuter Dyspnoe dargestellt. Eine detaillierte Darstellung der erforderlichen Diagnostik und Therapie in der Notaufnahme zeigt ◘ **Abb. 3**.

Fazit für die Praxis

- Dyspnoe wird eine als unangenehm empfundene erschwerte Atemtätigkeit bezeichnet, wobei die Ursachen, Wahrnehmung und Folgen dieses Symptoms sehr unterschiedlich sein können.
- Das initiale Management richtet sich nach der vermuteten bzw. gesicherten Ursache. Pathophysiologisch liegen meist ein hyperkapnisches oder hypoxämisches Lungenversagen zugrunde.
- Zu den wichtigsten Differenzialdiagnosen gehören dekompensierte Herzinsuffizienz, akutes Koronarsyndrom, Lungenentzündung, chronisch obstruktive Lungenerkrankung, Lungenarterienembolie und Asthma bronchiale.
- Besteht die Indikation zur Intubation darf diese nicht verzögert werden. Bei ausgewählten Indikationen (Lungenödem, exazerbierte COPD, Pneumonie) kann durch nichtinvasive Beatmung eine Intubation vermieden werden.
- Hauptziele des Managements von Dyspnoepatienten in der Notaufnahme sind:
- Optimierung der Oxygenierung,
- Beurteilung der Notwendigkeit für ein Notfallatemwegsmanagement (invasive/nichtinvasive Beatmung),
- Erkennen und Soforttherapie lebensbedrohlicher Ursachen der Dyspnoe,
- differenzialdiagnostische Überlegungen zur wahrscheinlichsten Ursache für die akute Atemnot,
- Eingrenzung der Differenzialdiagnosen durch zielgerichtete apparative Untersuchungen,
- Erstellen einer Arbeitsdiagnose und rasche Einleitung der entsprechenden spezifischen Therapie,
- Risikostratifizierung und Entscheidung über den Ort der Weiterbehandlung.

Korrespondenzadresse

Dr. A. Hüfner
Zentrale Notaufnahme
Caritas-Krankenhaus St. Josef,
Landshuter Straße 65, 93053 Regensburg
ahuefner@caritasstjosef.de

Danksagung. Für die freundliche Überlassung der Röntgenaufnahmen bedanken sich die Autoren sehr herzlich bei Prof. Dr. Helmberger, Institut für Diagnostische und Interventionelle Radiologie, Neuroradiologie und Nuklearmedizin, Städtisches Klinikum Bogenhausen.

Einhaltung ethischer Richtlinien

Interessenkonflikt. A. Hüfner und C. Dodt geben an, dass kein Interessenkonflikt besteht.

Dieser Beitrag beinhaltet keine Studien an Menschen oder Tieren.

Literatur

1. Singer AJ, Thode HC Jr, Green GB et al (2009) The incremental benefit of a shortness-of-breath biomarker panel in emergency department patients with dyspnea. Acad Emerg Med 16:488
2. Gruson D, Thys F, Ketelslegers JM et al (2009) Multimarker panels in patients admitted to emergency department: a comparison with reference methods. Clin Biochem 42:185
3. Schneider HG, Lam L, Lokuge A et al (2009) B-type natriuretic peptide testing, clinical outcomes, and health service use in emergency department patients with dyspnea: a randomized trial. Ann Intern Med 150:365
4. Collins SP, Lindsell CJ, Storrow AB et al (2006) Prevalence of negative chest radiography results in the emergency department patient with decompensated heart failure. Ann Emerg Med 47:13
5. Basi SK, Marrie TJ, Huang JQ, Majumdar SR (2004) Patients admitted to hospital with suspected pneumonia and normal chest radiographs: epidemiology, microbiology, and outcomes. Am J Med 117:305

6. Manson W, Hafez MN (2011) The rapid assessment of Dyspnea with ultrasound: RADiUS. Ultrasound Clin 6:261–276
7. Lawn ND, Fletcher DD, Henderson RD et al (2001) Anticipating mechanical ventilation in Guillain-Barré syndrome. Arch Neurol 58:893
8. Lighttowler JV et al (2003) Non-invasive positive pressure ventilation to treat respiratory failure resulting from exacerbations of chronic obstructive pulmonary disease: cochrane systematic review and metaanalysis. BMJ 326:185
9. Schönhofer B et al (2008) Nichtinvasive Beatmung als Therapie der akuten respiratorischen Insuffizienz. Pneumologie 62:449.479
10. Roessler M, Kill C (2010) Nicht-invasive Beatmung in der präklinischen Notfallmedizin. Notfallmedizin up2date 5:297–312
11. Morita T et al (1998) A prospective study on the dying process in terminally ill cancer patients. Am J Hosp Palliat Med 15(4):217–222

12. Charles MA et al (2008) Relief of incident dyspnea in palliative cancer patients: a pilot, randomized, controlled trial comparing nebulized hydromorphone, systemic hydromorphone, and nebulized saline. J Pain Symptom Manage 36(1):29–38
13. Clemens KE, Klaschik E (2008) Effect of hydromorphone on ventilation in palliative care patients with dyspnea. Support Care Cancer 16(1):93–99
14. Clemens KE, Klaschik E (2007) Symptomatic therapy of dyspnea with strong opioids and its effect on ventilation in palliative care patients. J Pain Symptom Manage 33(4):473–481
15. Clemens KE, Quednau I, Klaschik E (2008) Use of oxygen and opioids in the palliation of dyspnea in hypoxic and non-hypoxic palliative care patients: a prospective study. Support Care Cancer 17(4):367–377
16. Dodt C (2009) Nicht invasive Notfallbeatmung. Notarzt 25(5):168–178
17. Lemm H, Dietz S, Buerke M (2013) Patienten mit Dyspnoe in der Notaufnahme. Med Klin Intensivmed Notfmed 108(1):19–24

Med Klin Intensivmed Notfmed 2015 ·
110:633–643
DOI 10.1007/s00063-015-0104-1
Eingegangen: 4. April 2015
Überarbeitet: 24. Juli 2015
Angenommen: 24. Juli 2015
Online publiziert: 30. Oktober 2015
© Springer-Verlag Berlin Heidelberg 2015

Redaktion
U. Janssens, Eschweiler
M. Joannidis, Innsbruck
K. Mayer, Gießen

S. Meyer[1] · U. Grundmann[2] · J. Reinert[2] · L. Gortner[1]
[1] Klinik für Allgemeine Pädiatrie und Neonatologie; Bereich Pädiatrische und Neonatologische
  Intensivmedizin, Universitätsklinikum des Saarlandes, Homburg, Deutschland
[2] Klinik für Anästhesiologie, Intensivmedizin und Schmerztherapie,
  Universitätsklinikum des Saarlandes, Homburg, Deutschland

Notfälle im Kindesalter

Vom Notarzt zu beherrschende Basismaßnahmen

Zusammenfassung

Pädiatrische lebensbedrohliche Notfälle sind in der präklinischen Praxis relativ seltene Ereignisse. Dadurch bedingt kann es den behandelnden Notärzten an einer gewissen Routine im Umgang mit diesem Patientenkollektiv fehlen. Pädiatrische Notfälle erfordern andererseits ein rasches Erkennen derselben und die umgehende Einleitung spezifischer Therapiemaßnahmen, um weitergehende Komplikationen zu verhindern. Die Behandlung von Kindern in Notfallsituationen erfolgt gemäß den international publizierten Leitlinien. Ziel dieser Übersichtsarbeit ist es, allgemeine Aspekte in der Behandlung von Kindern mit lebensbedrohlichen respiratorischen, kardialen und zentralnervösen Erkrankungen darzustellen. Dabei werden physiologische und anatomische Besonderheiten bei Kindern und Jugendlichen, die für die Notfallversorgung dieser Patienten relevant sind, dargestellt. Zudem erfolgt eine gestraffte Darstellung wichtiger Aspekte der Analgosedierung, die in der Prähospitalphase erforderlich sein kann.

Schlüsselwörter

Reanimation · Leitlinien · Physiologie · Sedierung · Analgesie

Lernziele

Nach der Lektüre dieses Beitrages soll der Leser
- physiologische und anatomische Besonderheiten im Säuglings-, Kindes- und Jugendalter kennen und die sich daraus ergebenden Konsequenzen für die Notfallversorgung dieser Patienten ableiten können;
- die klinischen Zeichen der respiratorischen, kardialen bzw. neurologischen Kompromittierung in der Notfallsituation bei Kindern und Jugendlichen rasch erkennen können;
- Besonderheiten bei der Sicherung des Atemwegs im Kindesalter im Vergleich zum Erwachsenen kennen;
- die Indikation für die Anlage eines intraossären Zugangs wissen;
- über solide Grundkenntnisse einer adäquaten Analgosedierung verfügen.

Hintergrund

Pädiatrische lebensbedrohliche Notfälle stellen in der präklinischen Praxis mit einer Häufigkeit von rund 5–10 % des Gesamtnotfallaufkommens relativ seltene Ereignisse dar [1]. Dabei ist der Anteil pädiatrischer Notfälle im bodengebundenen Rettungsdienst in der Regel deutlich niedriger (4,2 %) als in der Luftrettung (9,2 %; [2]). Dies ist u. a. darauf zurückzuführen, dass die im Kindesalter vermehrt auftretenden Verbrennungen/Verbrühungen sowie traumatologische Notfälle – insbesondere das Schädelhirntrauma (SHT) – von den Behandlungsmöglichkeiten überregionaler Zentren profitieren, die mit Luftrettungsmitteln schnell zu erreichen sind. Daher werden bei diesen Notfällen – und damit auch besonders bei pädiatrischen Patienten – bevorzugt Luftrettungsmittel eingesetzt [2]. Abgesehen von taktischen Gründen für den präferierten Einsatz von Luftrettungsmitteln bei Traumapatienten mag es ergänzend für den höheren Nichttraumaanteil im bodengebundenen Rettungsdienst eine Rolle spielen, dass eine Reihe häufiger Krankheitsbilder im Kindesalter entweder gehäuft in den Abend- und Nachtstunden auftritt (z. B. Pseudokruppanfall) oder zu diesem Zeitpunkt erst von den Eltern als bedrohlich wahrgenommen wird, also zu einer Zeit, an dem keine Luftrettungsmittel zur Verfügung stehen.

Die primäre präklinische Notfallversorgung von lebensbedrohlich erkrankten oder verunfallten Kindern und Jugendlichen stellt für das Notfallteam eine große medizinische – häufig eine auch emotional belastende – Herausforderung dar. Neben der apparativen Ausrüstung, die die verschiedenen Alters- und Gewichtsklassen berücksichtigt, muss das Notfallteam im Umgang mit zahlreichen pädiatrischen Notfällen vertraut und entsprechend geschult sein.

Unabhängig vom jeweiligen Krankheitsbild muss durch den Notarzt eine rasche klinische Einschätzung des pädiatrischen Patienten erfolgen. Hierbei ist neben dem initialen Gesamteindruck die Erhebung der **Vitalparameter** (Bewusstsein, Atmung, Kreislauf) von entscheidender Bedeutung.

Bei pädiatrischen Traumapatienten werden bevorzugt Luftrettungsmittel eingesetzt

Durch den Notarzt muss eine rasche klinische Einschätzung des pädiatrischen Patienten erfolgen

Pediatric emergencies. Knowledge of basic measures for the emergency physician

Abstract

Life-threatening pediatric emergencies are relatively rare in the prehospital setting. Thus, the treating emergency physician may not always be familiar with and well trained in these situations. However, pediatric emergencies require early recognition and initiation of specific diagnostic and therapeutic interventions to prevent further damage. The treatment of pediatric emergencies follows current recommendations as detailed in published international guidelines. The aim of this review is to familiarize the emergency physician with general aspects pertinent to this topic—most importantly anatomical and physiological characteristics in this cohort. Also, specific information with regard to analgesia and sedation, which may be warranted in the prehospital setting, will be provided.

Keywords

Resuscitation · Guidelines · Physiology · Sedation · Analgesia

Tab. 1 Beurteilung des klinischen Zustands nach dem ABCDE-Schema. [3]

A	„Airway" – Sicherung des Atemwegs
	Sind die Atemwege sicher und frei?
	Besteht ein Verlegungsrisiko?
	Sind die Atemwege bereits verlegt?
B	„Breathing" – Beurteilung und Behandlung der respiratorischen Funktionen bzw. deren Störungen
	Atemfrequenz
	Tidalvolumen (Thoraxexkursionen, Atemgeräusche)
	Atemarbeit (Nasenflügeln, Einziehungen, Einsatz der Atemhilfsmuskulatur, paradoxe Atmung)
	Oxygenierung (Zyanose oder Blässe, partielle arterielle Sauerstoffsättigung; bei Neugeborenen an der rechten Hand (präduktal)
C	„Circulation" – Beurteilung und Behandlung der Kreislauffunktionen bzw. deren Störungen
	Herzfrequenz
	Blutdruck (cave: lange unverändert)
	Periphere Perfusion (kapilläre Füllungszeit, Hauttemperatur, Hautfarbe, Marmorierung)
	Vorlast (gestaute Halsvenen, Leberstauung, feuchte Rasselgeräusche)
D	„Disability" – Feststellung (neu aufgetretener) neurologischer Defizite
E	„Exposure" – vollständige körperliche Untersuchung auf Verletzungshinweise

Die Behandlung von schwersterkrankten Säuglingen, Kindern und Jugendlichen mit ggf. bestehender Notwendigkeit einer Wiederbelebung erfolgt nach festgelegten Algorithmen – wie von den entsprechenden Fachgesellschaften zuletzt im Jahr 2010 publiziert [3, 4, 5, 6, 7]. Im Oktober 2015 werden aktualisierte Fassungen dieser Leitlinien erwartet, sodass an dieser Stelle auf die aktuellen **Reanimationsleitlinien** aus dem Jahr 2010 verwiesen werden soll.

Neben den klassischen pädiatrischen Notfallsituationen und Krankheitsbildern muss das Notallteam auch darauf vorbereitet sein, Kinder und Jugendliche mit akuter Verschlechterung bei vorstehender schwerer Grunderkrankung zu behandeln.

Initiale Maßnahmen

In der Primärversorgung von kritisch erkrankten oder verunfallten Kindern und Jugendlichen kommt der unmittelbaren Erhebung eines ersten subjektiven klinischen Eindrucks durch den Notfallmediziner („Kind gefällt mir nicht") eine wesentliche Bedeutung zu. Ergänzt wird dieser erste Eindruck durch die Erfassung der altersabhängigen objektivierbaren Vitalparameter

- Bewusstsein (Vigilanz mittels Glasgow Coma Scale, GCS, erfassen),
- Atmung (u. a. Atemfrequenz und Atemmuster, Einziehungen) und
- Kreislauf (Tachykardie; cave: Bradykardie als Zeichen einer schweren Hypoxie).

Ergänzend sollte im Rahmen der Erstbeurteilung von Neonaten und Kindern immer auch die periphere Durchblutung mittels Hauttemperatur/-farbe und Rekapillarisierungszeit erfasst werden. Zur orientierenden Einschätzung des Volumenstatus ist die Beurteilung des Hautturgors vorzunehmen. Ergänzend sollte bei Säuglingen eine Palpation der **Fontanelle** vorgenommen werden. Durch das Einholen der wichtigsten anamnestischen Information durch die Eltern und eine Erfassung der Vitalparameter kann in der Regel rasch eine Verdachtsdiagnose gestellt werden und somit eine Notfallbehandlung eingeleitet und gleichzeitig „Aktionismus" vermieden werden. Hilfreich ist hierbei die Verwendung des **ABCDE-Schemas** (◘ Tab. 1).

Es wird ergänzt durch eine fokussierte Notfallanamnese, insbesondere wenn eine tiefe Analgosedierung bis hin zur Narkoseeinleitung geplant ist. Hierbei stehen geordnet nach dem sog. SAMPLE-Schema folgende Aspekte im Vordergrund:

- S: Symptomatik (subjektives Hauptproblem; Beginn, Lokalisation, Dauer/Verlauf, Veränderung durch äußere Einflüsse, Art/Qualität, Ausprägung/Stärke);
- A: Allergien, soweit bekannt;
- M: Medikation/Drogen, auch einmalige Einnahme in den letzten Stunden/Tagen;
- P: Patientengeschichte (wesentliche Vorerkrankungen);
- L: letzte Nahrungsaufnahme (wann, was, wie viel);
- E: Ereignisse, die dem Notfall/Unfall vorausgegangen sind.

Bei der Erstbeurteilung sollte die periphere Durchblutung mittels Hauttemperatur/-farbe und Rekapillarisierungszeit erfasst werden

Es sollte eine fokussierte Notfallanamnese nach dem sog. SAMPLE-Schema erfolgen

Neben den gängigen und auch weiterhin häufig anzutreffenden pädiatrischen Notfällen (Pseudokruppanfall, Fieberkrampf, Hyperventilation, Intoxikation, Trauma etc.) wird das Notfallteam aufgrund der geänderten und verbesserten Versorgungssituation in der Pädiatrie zunehmend auch mit Patienten mit sehr komplexen Krankheitsbildern konfrontiert (z. B. Kinder mit komplexen Herzfehlern bzw. syndromalen Erkrankungen, Kinder nach extremer Frühgeburtlichkeit etc.). Um auch für diese Patienten eine optimale – auch präklinische – Versorgung zu erzielen, sollte möglichst zeitnah eine Kontaktaufnahme mit dem primär mit der Behandlung vertrauten Zentrum erfolgen.

Des Weiteren sind die Eltern frühzeitig über die erforderlichen Versorgungsschritte zu informieren; entsprechend den publizierten Leitlinien aus dem Jahr 2010 sollte Eltern auch die Möglichkeit eingeräumt werden, bei der Primärversorgung ihres Kinds (einschließlich Reanimation) anwesend sein zu dürfen. Erste Analysen dazu deuten darauf hin, dass dadurch ein später möglicherweise erforderlicher **Copingprozess** durch die Eltern erfolgreicher verläuft [5].

Rettungsdienstrelevante physiologische und anatomische Besonderheiten

Aufgrund der anatomischen Besonderheiten im Kindesalter mit sehr kleinen Atemwegen können bereits relativ banale Infektionen oder Reizungen mit einhergehender Schwellung im Bereich der oberen und unteren Atemwege rasch zu einer schweren respiratorischen Kompromittierung und Insuffizienz führen. Das **Hagen-Poiseuille-Gesetz** macht durch die Tatsache, dass der Widerstand umgekehrt proportional der 4. Potenz des Radius ist, den Zusammenhang deutlich.

Ferner ist zu berücksichtigen, dass bei Säuglingen und Kleinkindern der Larynx ventraler und höher positioniert ist als beim Jugendlichen und Erwachsenen (Höhe des 3. bis 4. Halswirbelkörpers und damit rund 1–2 Wirbelkörper höher als beim großen Kind und Erwachsenen). Zudem ist die **Epiglottis** bei Säuglingen und Kleinkindern relativ groß und weich, was ein Aufrichten derselben bei diesen Patienten gelegentlich deutlich erschwert. Daher kann gerade bei sehr kleinen Kindern und Säuglingen die Intubation durch die Verwendung eines geraden Spatels deutlich erleichtert werden. Daneben ist die Zunge beim Neugeborenen relativ größer als beim Erwachsenen, wodurch die Intubation zusätzlich erschwert sein kann [8]. Die engste Stelle der Luftröhre bei Säuglingen ist subglottisch lokalisiert.

Die **Atemzugvolumen** für Kinder und Erwachsene sind mit rund 7–9 ml/kgKG vergleichbar. Das Atemminutenvolumen des Neugeborenen liegt bei 200–300 ml/kgKG im Vergleich zu 90–100 ml/kgKG beim Erwachsenen [8]. Zudem ist zu berücksichtigen, dass Neugeborene und Säuglinge überwiegend „Bauchatmer" (Zwerchfell) sind. Diese Tatsache ist bei Krankheitsprozessen, die mit einer intraabdominellen Druck- bzw. Volumenzunahme einhergehen, zu berücksichtigen.

Im Lauf des Wachstums findet eine Verminderung des **Gesamtkörperwassers** von rund 80 % des Körpergewichts nach Geburt auf etwa 60 % statt, der Anteil des extrazellulären Wassers nimmt dabei von 40 % auf rund 20 % deutlich ab, während der des intrazellulären Wassers relativ konstant um 40 % bleibt. Das intravasale Volumen des Neugeborenen liegt bei 90 ml/kgKG, verglichen mit 70 ml/kgKG beim Adoleszenten [8]. Mit steigendem Lebensalter besteht ein verminderter Flüssigkeitsbedarf, der für das Neugeborene in der Größenordnung von 150 ml/kgKG pro Tag liegt und auf rund 40–50 ml/kgKG im Adoleszentenalter absinkt. Dies resultiert neben der Relation der Körperkompartimente und einer erhöhten Evaporationsrate aus einer verminderten Fähigkeit der Niere zur Verdünnung bzw. Konzentration des Harns beim Säugling [8]. Aufgrund der ungenügenden Thermoregulation des Neugeborenen und Säuglings ist in der Notfallversorgung dieser Patienten auf eine suffiziente Wärmeapplikation zur Vermeidung einer Hypothermie unbedingt zu achten.

Die Herzfrequenz des Neugeborenen liegt zwischen 80 und 180 Schlägen/min und sinkt über das weitere Kindesalter in den Normbereich von 60–80 Schlägen/min ab. Von Bedeutung ist, dass das Herzzeitvolumen bei Säuglingen und Kleinkindern über eine Modulation der Herzfrequenz bei lange unverändertem Blutdruck reguliert wird. Bei einer sich aus einer tachykarden Herzaktion heraus entwickelnden Bradykardie im Rahmen eines Notfallgeschehens beim Säugling – z. B. bei schwerer respiratorischer Kompromittierung im Rahmen einer Respiratory-syncytial-virus(RSV)-Infektion – ist zunächst immer von einer schweren **Hypoxie** auszugehen und diese umgehend zu beseiti-

Bei komplexen Krankheitsbildern sollte zeitnah eine Kontaktaufnahme mit dem primär mit der Behandlung vertrauten Zentrum erfolgen

Bei Säuglingen und Kleinkindern ist der Larynx ventraler und höher positioniert als beim Jugendlichen und Erwachsenen

Die engste Stelle der Luftröhre bei Säuglingen ist subglottisch lokalisiert

Neugeborene und Säuglinge sind überwiegend „Bauchatmer"

Bei Neugeborenen und Säuglingen ist unbedingt auf eine suffiziente Wärmeapplikation zur Vermeidung einer Hypothermie zu achten

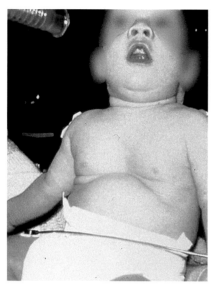

Abb. 1 ▲ Kleinkind mit respiratorischer Kompromittierung und deutlich sichtbaren sternalen Einziehungen, weit geöffnetem Mund und Nasenflügeln

gen. Ebenso muss das Auftreten einer arteriellen Hypotension im Rahmen eines Schockgeschehens als Zeichen der Dekompensation gedeutet werden.

Bedeutung des ersten klinischen Eindrucks

Bei der Beurteilung, ob bei Kindern und Jugendlichen ein kritischer, möglicherweise lebensbedrohlicher Krankheitszustand vorliegt, ist der erste klinische Eindruck durch den Notarzt von großer Bedeutung („Kind sieht schlecht aus", „Kind gefällt mir gar nicht"). Hilfreich ist es häufig zudem, den eigenen Eindruck durch die elterliche Beurteilung zu ergänzen (Veränderung gegenüber vorher; Fremdanamnese!). Zudem muss eine rasche Beurteilung der Vitalparameter einschließlich des Bewusstseins erfolgen (◻ Abb. 1; ◻ Tab. 1, 2). Für die Einschätzung des pädiatrischen Notfallpatienten kann auch das sog. **pädiatrische Blickdiagnosedreieck** zur Anwendung kommen [9]. Dieses beinhaltet die 3 klinischen Aspekte Allgemeinzustand, Hautkolorit/Hautperfusion und Atmung/Atemarbeit.

Neben dem ersten klinischen Eindruck ist es unerlässlich, leicht zu erhebende objektivierbare Parameter bez. des Bewusstseinszustands, der Atmung sowie der Kreislaufsituation zu erfassen. Hierbei sind die altersspezifischen Referenzwerte zu berücksichtigen (◻ Tab. 3; [12]). Von großer Bedeutung ist zudem, dass der Blutdruck bei Kindern auch im Rahmen eines Schockgeschehens lange normwertig bleibt, wenngleich bereits eine relevante Beeinträchtigung der (Mikro)zirkulation mit **Laktatanstieg** vorliegt. Um die periphere Durchblutung abschätzen zu können, sollte die Rekapillarisationszeit (Normwert: <2 s) erhoben werden. In Abhängigkeit von der Kreislaufsituation kann diese normal, verlängert (hypodynamer kalter Schock), aber auch verkürzt sein (hyperdynamer warmer Schock).

Neben der klinischen Überwachung muss beim akut erkrankten pädiatrischen Patienten in der Regel auch immer eine apparative Überwachung erfolgen. Diese beinhaltet zumeist:

- Aufzeichnung des Elektrokardiogramms (EKG),
- Blutdruckmessung,
- Messung der Sauerstoffsättigung mittels Pulsoxymeter,
- Messung der Temperatur (peripher und zentral) sowie
- endtidale CO_2-Messung bei beatmeten Kindern.

Vorzuhaltende Ausrüstung inkl. eines intraossären Zugangs

Um bei Kindern und Jugendlichen mit lebensbedrohlichen Erkrankungen auch in der Prähospitalphase eine optimale Versorgung gewährleisten zu können, ist das Vorhalten einer Ausrüstung erforderlich, die eine sofortige Behandlung aller Notfälle in allen Altersklassen ermöglicht (cave: sehr große Alters- und Gewichtsspanne vom Säugling bis zum Jugendlichen; [13]). Erfreulicherweise liegt nun seit dem Jahr 2012 eine Publikation zu dieser Thematik aus Deutschland vor, die zahlreiche praxisnahe Empfehlungen zur Ausrüstung für pädiatrische Notfälle in der Klinik und Praxis präsentiert [14].

Bei der Bevorratung von **Notfallmedikamenten** und -ausrüstung ist insbesondere auf Übersichtlichkeit zu achten, um somit akzidentelle Fehlbehandlungen in der oft hektischen und unübersichtlichen Notfallsituation zu vermeiden („keep it simple and safe" = KISS). Auch können speziell für Kinder angefertigte Tools, wie das pädiatrische Notfalllineal, helfen, für jede Altersklasse die geeignete Größe der Materialen zu ermitteln und Dosierungsfehler zu vermeiden.

Neben der üblichen Notfallausrüstung ist insbesondere – auch gemäß den im Jahr 2010 publizierten Leitlinien [3, 5, 6, 7] – ein intraossärer Zugang vorzuhalten, um somit bei Unmöglichkeit des Legens einer peripher-venösen Verweilkanüle (spätestens nach 3 peripheren Fehlpunktionen) rasch

Bei Kindern bleibt der Blutdruck auch im Rahmen eines Schockgeschehens lange normwertig

Neben der üblichen Notfallausrüstung ist ein intraossärer Zugang vorzuhalten

Tab. 2 Glasgow Coma Scale (*GCS*) und modifizierte GCS (*PGCS*) für Kleinkinder/Kinder (nach [10, 11])

Punkte	Augen öffnen GCS	PGCS	Verbale Antwort GCS	PGCS	Motorik/Reaktion auf Schmerzreiz GCS	PGCS
6					Befolgt Aufforderungen	Zieht auf Berührung zurück
5			Orientiert	Altersadäquate Laute Wendet sich nach Geräusch Interagiert mit Gurren oder Plappern Lächelt Verfolgt Gegenstände	Gezielte Abwehr	
4	Spontan		Desorientiert/Verwirrt	Weint Irritabel	Normale Flexion	
3	Auf Aufforderung	Auf Geräusch	Unpassende Wörter	Weint bei Schmerzreizen	Abnorme Flexion	
2	Auf Schmerzreiz		Unverständliche Laute	Stöhnt bei Schmerzreizen	Extension	
1	Kein		Keine		Keine	

Tab. 3 Grenzwerttabelle (5. und 95. Perzentile). (Adaptiert nach [12])

Altersgruppe	Herzfrequenz (/min) Tachykardie	Bradykardie	Atemfrequenz (/min)	Leukozyten (10^9/l)	Systolischer Blutdruck (mmHg)
1–6 Tage	>180	<100	>50	>34	<65
7–28 Tage	>180	<100	>40	>19,5 oder <5	<75
1–12 Monate	>180	<90	>34	>17,7 oder <5	<100
1–5 Jahre	>140		>22	>15,5 oder <6	<94
6–12 Jahre	>130		>18	>13,5 oder <4,5	<105
13–17 Jahre	>110		>14	>11 oder <4,5	<117

einen Gefäßzugang zu etablieren. Bei Kindern wird als bevorzugte Punktionsstelle für die intraossäre Infusion die proximale **anteromediale Tibia** verwendet. Dabei wird die Punktion auf der anteromedialen Vorderseite der proximalen Tibia, beim Kind etwa 1–2 cm unterhalb der gut zu tastenden Tuberositas tibiae durchgeführt (◐ **Abb. 2;** [13]). Wenn nichtautomatische Kanülierungssysteme verwendet werden [15], sollte ab einem Alter von etwa 6 Jahren auf die distale mediale Tibia – etwa 2–3 cm kranial des medialen Malleolus – ausgewichen werden, da die Kortikalis der proximalen Tibia aufgrund ihrer relativen Dicke mit manuellen Kanülen schwieriger zu durchbohren ist. Aufgrund der Verletzungsgefahr mediastinaler Strukturen ist die Punktion des Sternums bei Kindern kontraindiziert.

Gemäß den aktuellen Leitlinien des European Research Council (ERC) und der American Heart Association (AHA) zur kardiopulmonalen Reanimation gilt beim Kind unter 6 Jahren mit Atem-Kreislauf-Stillstand der primäre intraossäre Zugang als Methode der Wahl, falls nicht bereits ein venöser Gefäßzugang vorhanden ist [3, 4, 5, 6, 7, 15]. Zudem kann bei Kindern mit aussichtslos schwierigen Venenverhältnissen infolge schwerer Hypovolämie, Hypothermie oder großflächigen Verbrennungen primär eine intraossäre Infusion angelegt werden [3, 4, 5, 6, 7, 15]. Beim vital gefährdeten Säugling bzw. Kind, das dringend eine Medikamenten- oder Volumengabe zur Sicherung der Vitalfunktionen benötigt, muss nach 3 erfolglosen venösen Punktionsversuchen oder spätestens nach 90–120 s die Indikation für eine intraossäre Infusion gestellt bzw. diese angelegt werden [3, 4, 5, 6, 7, 15].

Die häufigste Komplikation nach intraossärem Zugang besteht in einer akzidentellen Dislokation; die relevanteste schwere Komplikation stellt die **Osteomyelitis** dar. Um auch in der Notfallsituation die Anwendung des intraossären Zugangs sicher zu beherrschen, empfiehlt sich das regelmäßige Trainieren am Phantom (z. B. industrieller Übungsknochen (◐ **Abb. 2**) oder auch Tierknochen).

Bei Kindern mit aussichtslos schwierigen Venenverhältnissen kann primär eine intraossäre Infusion angelegt werden

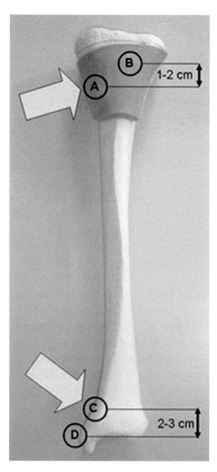

Abb. 2 ▲ Intraossäre Punktionsstellen beim Kind. Proximale anteromediale Tibia (A) etwa 1–2 cm unterhalb der gut palpablen Tuberositas tibiae (B); distale Tibia (C) etwa 2–3 cm kranial des medialen Malleolus (D). Aus [16]

Bei Neugeborenen stellt das Legen eines **Nabelvenenkatheters** eine geeignete Technik zur raschen Etablierung eines (zentral)venösen Zugangs dar.

Sedierung und Analgesie in der präklinischen Notfallsituation

Bei der Behandlung zahlreicher Notfallsituationen ist bereits in der Prähospitalphase die Gabe von Sedativa und/oder Analgetika erforderlich [17]. Neben der erwünschten Sedierung und Analgesie können alle zu diesem Zweck verwendeten Substanzen auch zu schwerwiegenden Nebenwirkungen, insbesondere zu einer Atem- und/oder Kreislaufdepression, führen. Der Übergang von oberflächlicher Sedierung bis hin zum Zustand der Anästhesie muss als ein Kontinuum angesehen werden. Es lassen sich allerdings prinzipiell 3 Stadien unterscheiden:

- oberflächliche Sedierung,
- tiefe Sedierung,
- Anästhesie.

Daher ist bei der Durchführung einer Sedierung bei pädiatrischen Patienten immer ein entsprechendes **Monitoring** (Herzfrequenz, Blutdruck und Sauerstoffsättigung) durchzuführen. Die Inzidenz unerwünschter Nebenwirkungen nimmt bei relativer Überdosierung und möglicher Medikamenteninteraktion, insbesondere wenn mehr als 2 Medikamente aus der gleichen Substanzklasse benutzt werden oder keine sachgerechte Überwachung des Patienten erfolgt, zu. Die Nebenwirkungsrate kann effektiv reduziert werden, wenn die Richtlinien zur Sedierung und Analgesie im Kindesalter eingehalten werden. Im Folgenden sollen die in der Notfallmedizin gängigsten und aus der Erfahrung der Autoren am besten geeigneten Medikamente vorstellt werden.

> **Der Übergang von oberflächlicher Sedierung bis hin zum Zustand der Anästhesie muss als ein Kontinuum angesehen werden**

> **Bei Einhaltung der Richtlinien zur Sedierung und Analgesie im Kindesalter kann die Nebenwirkungsrate effektiv reduziert werden**

Benzodiazepine

Midazolam ist das am kürzesten wirksame und das am häufigsten zur zeitlich begrenzten Sedierung verwandte Benzodiazepin in der Pädiatrie. Es kann unterschiedlich appliziert werden (p.o., i.v., i.m., nasal, rektal). Die intravenöse Dosierung beträgt in der Regel 0,1 mg/kgKG. Die nasale Gabe führt häufig zu einem starken Brennen im Bereich der Nasenschleimhaut, außerdem ist aufgrund gastraler Resorption oft ein 2. Gipfel der Wirkung zu erwarten. Midazolam induziert eine ausreichende Sedierung, Amnesie und Anxiolyse, allerdings keine Analgesie. Es kann zum Auftreten paradoxer Reaktionen kommen. Zur Analgosedierung für schmerzhafte Eingriffe wird es bevorzugt mit Ketamin oder einem Opioid kombiniert. Wenn Midazolam in Kombination mit anderen Pharmaka verwendet wird, sollte eine Dosisreduktion in Erwägung gezogen werden. Mit Flumazenil steht ein kompetitiver **Benzodiazepinantagonist** zur Verfügung (i.v., Erstdosis 0,02 mg/kgKG; die Dosis kann bis zu einer Maximaldosis von 1 mg wiederholt werden). Wichtig ist, dass die Halbwertszeit von Flumazenil kürzer ist als die des Agonisten Midazolam, sodass es durchaus zu einem „Resedierungsphänomen" kommen kann.

> **Zur Analgosedierung für schmerzhafte Eingriffe wird Midazolam bevorzugt mit Ketamin oder einem Opioid kombiniert**

Propofol

Unter Propofol kann es insbesondere bei hypovolämen Patienten zu deutlichen Blutdruckabfällen kommen

Propofol besitzt keinerlei analgetische Eigenschaften. Nach i. v.-Injektion kommt es innerhalb von 0,5–2 min zum Bewusstseinsverlust. Die rasche und angenehme Einschlaf- und Aufwachphase ist für den Patienten vorteilhaft. Aufgrund eines negativ-inotropen Effekts und einer vasodilatierenden Wirkung kann es insbesondere bei hypovolämen Patienten zu deutlichen Blutdruckabfällen kommen. Weitere Nebenwirkungen sind Atemwegsobstruktion sowie **Atemdepression** bis zu Apnoe. Propofol ist für sehr tiefe Sedierungen/Narkosen im Kindesalter ab dem Alter von 1 Monat zugelassen. Unter den vorhandenen Sedativa und Narkotika zeigt es die beste Steuerbarkeit. Die üblicherweise verwendete Dosierung von Propofol beträgt 1 bis 2 bis 3 mg/kgKG als Einzeldosis zur Kurzzeitsedierung; bei einer länger andauernden Sedierung dann in einer Dosierung von 5 bis 10 bis 15 mg/kgKG/h. Hierbei ist allerdings zu bedenken, dass bereits nach mehrstündiger Gabe von Propofol über das Auftreten eines **Propofolinfusionssyndroms** berichtet wurde.

Opioide

Fentanyl

Zur Analgesie bzw. Sedierung im Kindesalter wird von den Opioiden meist Fentanyl eingesetzt, da die Wirkung rasch eintritt, die Wirkdauer überschaubar ist und eine begleitende Histaminausschüttung fehlt. Die üblicherweise verwendete Dosierung beträgt 2–5 µg/kgKG als Einzeldosis. Fentanyl ist etwa 100- bis 150-mal stärker analgetisch wirksam als Morphin und besitzt eine ausgeprägte Lipophilie. Bei Kindern führt die Gabe gehäuft zu **Emesis**. Wird Fentanyl in Kombination mit Midazolam verwendet, sollte eine Dosisreduktion in Erwägung gezogen werden. Bei repetitiver oder kontinuierlicher Zufuhr können Kumulationsphänomene auftreten, da sich bei Fentanyl mit zunehmender Applikationsdauer die „kontextsensitive Halbwertszeit" deutlich verlängert. Bei Überdosierung besteht die Möglichkeit einer Antagonisierung mit **Naloxon** in einer Dosierung von 0,01 mg/kgKG/Erstdosis. In Analogie zur Antagonisierung der Benzodiazepine ist zu beachten, dass die Halbwertszeit von Naloxon kürzer ist als die von Fentanyl und es somit auch hier zu einem „Opioidrebound" kommen kann.

Fentanyl ist etwa 100- bis 150-mal stärker analgetisch wirksam als Morphin und besitzt eine ausgeprägte Lipophilie

(S-)Ketamin

Das Phencyclidinderivat Ketamin unterscheidet sich von den gängigen Sedativa und Hypnotika durch die Erzeugung eines kataleptischen Zustands, der als „dissoziative Anästhesie" bezeichnet wird. In diesem von der Umwelt abgekoppelten Zustand hat der Patient unter Bewusstseinsverlust die Augen zumeist geöffnet; gleichzeitig tritt häufig ein Nystagmus auf. Ketamin besitzt eine sehr starke analgetische Wirkung (Dosierung i.v.: 0,5–1 mg/kgKG). Es wirkt antagonistisch am sog. N-Methyl-D-Aspartat(NMDA)-Rezeptor, stimuliert über eine Hemmung der Wiederaufnahme von Katecholaminen das sympathoadrenerge System und führt typischerweise zu einer Zunahme von Herzfrequenz und Blutdruck. Weitere Nebenwirkungen sind **bizarre Traumerlebnisse**, vermehrte Sekretion im Bereich der Luftwege sowie erhöhte Neigung zu Laryngospasmen. Eine Hypersalivation kann durch die gleichzeitige Gabe von Atropin verringert werden. Ob durch die vorherige Gabe eines Benzodiazepins das Auftreten von Albträumen bei Kindern reduziert bzw. gemildert werden kann, bleibt umstritten. Durch die Verwendung des Enantiomers S-(+)-Ketamin lässt sich die Aufwachphase verkürzen. Psychomimetische Reaktionen (Albträume, Halluzinationen, Schreiattacken) treten allenfalls geringfügig seltener auf als nach Applikation des Razemats und sind inhaltlich etwa gleich. Ein äquianästhetischer Effekt kann mit der im Vergleich zum Ketaminrazemat halbierten S-(+)-Ketamin-Dosis erzielt werden.

Ketamin besitzt eine sehr starke analgetische Wirkung

Es bestehen zahlreiche Anwendungsbeschränkungen und Kontraindikationen gegen die Gabe von Ketamin:

- Neugeborene und kleine Säuglinge wegen der Gefahr unerwarteter Apnoen,
- Eingriffe im Mund-Rachen-Bereich
- Infektionen im Bereich der Atemwege,
- kardiovaskuläre Vorerkrankungen (Angina pectoris, Bluthochdruck, Herzinsuffizienz),
- Kopfverletzungen,
- erhöhter intrakranieller Druck außer unter ausreichender Beatmung,
- perforierende Augenverletzungen,

- Glaukom,
- nicht oder ungenügend behandelte Hyperthyreose.

Als Vorteil ist zu nennen, dass bei üblicher Dosierung keine Atemdepression auftritt und die Spontanatmung erhalten bleibt.

Fazit für die Praxis

- Der präklinische Notfall stellt an das Behandlungsteam sowohl sehr hohe fachliche als auch emotionale Ansprüche.
- Um eine adäquate Notfalltherapie durchführen zu können, muss der Notfallmediziner mit den altersbedingten physiologischen, anatomischen sowie pharmakologischen Besonderheiten vertraut sein.
- Der Notfallmediziner muss auch die Durchführung einer adäquaten Sedierung und Analgesie in der Prähospitalphase sicher beherrschen. Heute steht eine Vielfalt an Medikamenten zur Sedierung und Analgesie im Kindesalter zur Verfügung.
- In den letzten Jahren hat sich der Einsatz potenter, kurz wirksamer und damit sehr gut steuerbarer Sedativa und Analgetika (z. B. Midazolam, Propofol, Fentanyl) zunehmend etabliert, die allerdings nicht ohne kardiovaskuläre Nebenwirkungen sind und insbesondere auch zu Störungen der Respiration führen können.

Korrespondenzadresse

Prof. Dr. S. Meyer
Klinik für Allgemeine Pädiatrie und Neonatologie; Bereich Pädiatrische und Neonatologische Intensivmedizin
Universitätsklinikum des Saarlandes, Kirrberger Straße, Gebäude 9, 66421 Homburg
sascha.meyer@uks.eu

Einhaltung ethischer Richtlinien

Interessenkonflikt. S. Meyer, U. Grundmann, J. Reinert und L. Gortner geben an, dass kein Interessenkonflikt besteht.

Dieser Beitrag beinhaltet keine Studien an Menschen oder Tieren.

Literatur

1. Brambrink AM (1998) Notfälle im Kindesalter – Eine interdisziplinäre Herausforderung. Notfall Rettungsmed 1:361–370
2. Schlechtriemen T, Masson R, Burghofer K, Lackner C, Altemeyer K (2005) Pädiatrische Notfälle in präklinischen Notfallmedizin – Schwerpunkte des Einsatzspektrums in bodengebundenen Rettungsdienst und in der Luftrettung. Anaesthesist 55:255–262
3. Perlman JM, Wyllie J, Kattwinkel J, Atkins DL, Chameides L, Goldsmith JP, Guinsburg R, Hazinski MF, Morley C, Richmond S, Simon WM, Singhal N, Szyld E, Tamura M, Velaphi S (2010) Part 11: Neonatal resuscitation: 2010 International Consensus on Cardiopulmonary Resuscitation and Emergency Cardiovascular Care Science with Treatment Recommendations. Neonatal Resuscitation Chapter Collaborators. Circulation 122 (Suppl 2):S516–S538
4. Berg MD, Schexnayder SM, Chameides L, Terry M, Donoghue A, Hickey RW, Berg RA, Sutton RM, Hazinski MF (2010) Part 13: pediatric basic life support: 2010 American Heart Association Guidelines for Cardiopulmonary Resuscitation and Emergency Cardiovascular Care. Circulation 122(18 Suppl 3):S862–S875
5. Kleinman ME, Chameides L, Schexnayder SM, Samson RA, Hazinski MF, Atkins DL, Berg MD, de Caen AR, Fink EL, Freid EB, Hickey RW, Marino BS, Nadkarni VM, Proctor LT, Qureshi FA, Sartorelli K, Topjian A, van der Jagt EW, Zaritsky AL (2010) Part 14: pediatric advanced life support: 2010 American Heart Association Guidelines for Cardiopulmonary Resuscitation and Emergency Cardiovascular Care. Circulation 122(18 Suppl 3):S876–S908
6. Schwindt JC, Heinzel O, Hoffmann F, Heimberg E, für die Arbeitsgruppe PAEDSIM (2011) Versorgung und Reanimation des Neugeborenen – Zusammenfassung Leitlinien des European Resuscitation Council (ERC) 2010. Monatsschr Kinderheilkd 159:865–874
7. Hoffmann F, Heimberg E, Schwindt JC, Heinzel O, für die Arbeitsgruppe PAEDSIM (2011) Kardiopulmonale Reanimation bei Kindern und Jugendlichen – Zusammenfassung der Leitlinien des European Resuscitation Council (ERC) 2010. Monatsschr Kinderheilkd 159:479–488
8. Gortner L (1998) Anatomische und physiologische Besonderheiten in Kindesalter. Notfall Rettungsmedizin 6:363–366
9. Dieckmann R (2004) PAT: Pediatric Assessment triangle; (American College of Emergency Physicians); Pediatric Assessment. In: Gausche-Hill M, Fuchs S, Yanamoto L (Hrsg) APLS: the pediatric emergency medicine resource. Jones and Bartlett, Sudbury, S25
10. Merkenschlager A, Härtel C, Preuß M (2013) Das bewusstseinsgestörte Kind- Eine interdisziplinäre Herausforderung. Monatsschr Kinderheilkd 161:740–748
11. Merkenschlager A (2011) Algorithmus zum Vorgehen beim kindlichen Koma. Notfall Rettungsmed 14:535–542
12. Goldstein B, Giroir B, Randolph A (2005) International Consensus Conference on Pediatric Sepsis International pediatric sepsis consensus conference: definitions for sepsis and organ dysfunction in pediatrics. Pediatr Crit Care Med 6:2–8
13. Feldman M (2009) Guidelines for pediatric emergency equipment and supplies for a physician's office. Paed Child Health 14:402–404
14. Heinzel O, Daub J, Heimberg E, Gloning H, Hoffmann F (2012) Ausrüstung für Kindernotfälle – Praktische Empfehlungen für Klinik und Praxis. Monatsschr Kinderheilkd 160:1137–1146
15. Neuhaus D (2011) Intraossärer Zugang. Notfall Rettungsmed 14:543–548
16. M. Weiss M, Henze G, Eich C, Neuhaus D (2009) Intraossäre Infusion. Eine wichtige Technik auch für die Kinderanästhesie. Anaesthesist 58:863–875
17. Meyer S, Grundmann U, Gottschling S, Kleinschmidt S, Gortner L (2007) Sedation and analgesia for brief diagnostic and therapeutic procedures in children. Eur J Pediatr 166:291–302

Med Klin Intensivmed Notfmed 2015 · 110:286
DOI 10.1007/s00063-015-0042-y
Online publiziert: 13. Mai 2015
© Springer-Verlag Berlin Heidelberg 2015

C. Mosch · M. Eikermann
Institut für Forschung in der Operativen Medizin (IFOM), Universität Witten/Herdecke, Köln, Deutschland

Erratum zu: Rolle der evidenzbasierten Medizin in der Intensivmedizin

Erratum zu:
Med Klin Intensivmed Notfmed (2015)
110:159–167
DOI 10.1007/s00063-015-0008-0

Im Original-Beitrag sind durch einen Fehler bei der redaktionellen Bearbeitung im Verlag in der Druckversion und im Online-PDF eine Formel im Abschnitt „Effektmaße als Vergleichsmaße" und eine Formel in der Überschrift von ◘ **Tab. 2** leider fehlerhaft.

Korrekt ist Folgendes:

Zur Berechnung der OR werden die Quotienten aus den sog. Odds (Chancen) „Wahrscheinlichkeit des Eintretens eines Ereignisses" (AR für eine Pneumonie) und dessen „Gegenwahrscheinlichkeit" (1–AR für eine Pneumonie; d. h. AR, keine Pneumonie zu entwickeln) gebildet:

$$\text{Odds}_{\text{beatmet}} = \text{AR}_{\text{Pneumonie}} / \left(1 - \text{AR}_{\text{Pneumonie}}\right)$$
$$= \frac{0{,}11}{(1-0{,}11)}$$
$$= 0{,}1236$$

$$\text{Odds}_{\text{nichtbeatmet}} = \text{AR}_{\text{Pneumonie}} / \left(1 - \text{AR}_{\text{Pneumonie}}\right)$$
$$= \frac{0{,}03}{(1-0{,}03)}$$
$$= 0{,}0309$$

Die Odds Ratio als Quotient dieser beiden Odds beträgt daher 0,1236/0,0309 = 4,0.

Die Redaktion bittet, diese Fehler zu entschuldigen und um Beachtung der korrekten Version.

Korrespondenzadresse

C. Mosch
Institut für Forschung in der Operativen Medizin (IFOM)
Universität Witten/Herdecke
Ostmerheimer Str. 200 (Haus 38), 51109 Köln
christoph.mosch@uni-wh.de

Die Online-Version des Originalartikels ist unter doi:10.1007/s00063-015-0008-0 zu finden.

Tab. 2 Bewertung diagnostischer Tests am Beispiel von metabolischer Acidose: Sensitivität $= \frac{A1}{A3}$, Spezifität $= \frac{B2}{B3}$

	Test positiv (T+)	Test negativ (T−)	Summe
Acidotisch (K+)	A1	A2	A3
Nichtacidotisch (K−)	B1	B2	B3
Summe	C1	C2	C3 (gesamte Stichprobe)

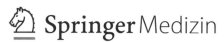
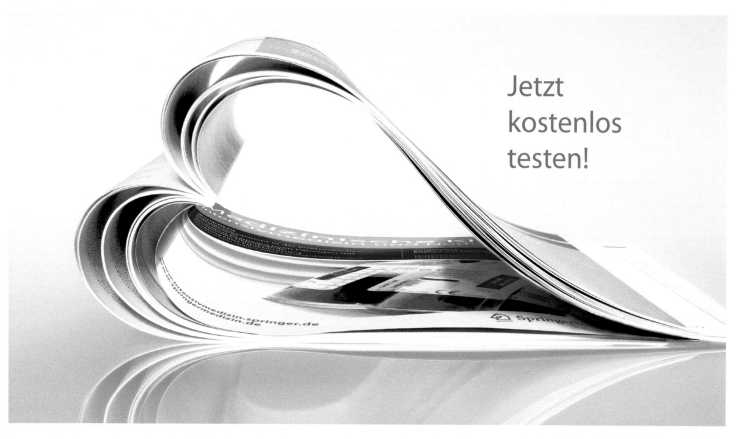
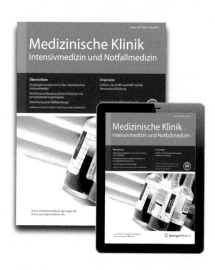

Printed in the United States
By Bookmasters